Lutz Bernau
unter Mitarbeit von
Prof. Dr. med. Dr. rer. soc. Adolf-Ernst Meyer

Schmerzfrei
ohne Tabletten durch
Akupressur

Die aktuelle Methode einer naturgemäßen Heilweise

Ehrenwirth Beratungsbuch

CIP-Kurztitelaufnahme der Deutschen Bibliothek

Bernau, Lutz
Schmerzfrei ohne Tabletten durch Akupressur : d. aktuelle Methode d. naturgemäßen Heilweise / unter Mitarb. von Adolf-Ernst Meyer. – 10. Aufl. – München : Ehrenwirth, 1979.
(Ehrenwirth-Beratungsbuch)
ISBN 3-431-02211-1

ISBN 3-431-02211-1

Einband: Christoph Albrecht Hannover
Druck: Georg Wagner Nördlingen
Printed in Germany 1979 i

Inhalt

Für und Wider aus ärztlicher Sicht

Die Akupunktur als über viertausend Jahre alte Methode der chinesischen Volksmedizin hat zusammen mit dem erstarkten Volksbewußtsein des maoistischen Chinas eine intensive Wiedergeburt erfahren.

In Europa hat diese Wiederbelebung unter anderem auch dazu geführt, daß Akupunktur nicht mehr nur von sogenannten Außenseitern angewandt wird, sondern auch in Anaesthesie-Abteilungen und Anaesthesie-Kliniken von Universitäten. Zum Beispiel derjenigen in Genf, Gießen, Lausanne, Mainz und Wien, sowie auch im Deutschen Herzzentrum in München.

Dabei hat sich rasch und ziemlich übereinstimmend ergeben, daß die Akupunktur ziemlich regelmäßig eine schmerzlindernde Wirkung hat, aber kaum je eine schmerzbeseitigende. Es hat sich ebenfalls ergeben, daß sie keine Behandlung darstellt, weil sie die Grundkrankheit nicht beeinflußt. Ihre Anzeige ist somit: Schmerzmittel zu vermeiden oder zu sparen – und dadurch die manchmal sogar gefährlichen Nebenwirkungen von Schmerzmitteln ebenso zu vermeiden.

Deswegen wird in den genannten Universitäts-Abteilungen die Akupunktur nur im Verein mit bewährten Narkose-Verfahren verwendet, womit dann aber der Verbrauch von Schmerzmitteln nennenswert gesenkt werden kann.

Für uns Wissenschaftler unbefriedigend bleibt, daß wir nach wie vor keine schlüssigen Erklärungen dafür haben, warum und wie die Akupunktur Schmerzen lindert. Die Original-Auffassungen der chinesischen Volksmedizin widersprechen unserem modernen Wissen über das Funktionieren des menschlichen Körpers genauso stark wie der ebenso alte Glaube aus der europäischen Antike, daß das Zwerchfell der Sitz der Seele sei.

Die zur Zeit wahrscheinlichste, aber ebenfalls nicht bewiesene Theorie nimmt an, daß Akupunktur über eine Mischung von hypnosenaher Suggestion mit »Pforten-Kontrolle« im Nervensystem (auf Englisch: gate control) wirksam wird. »Pforten-Kontrolle« meint, daß die Akupunktur-Reize bestimmte »Nerven-Pforten« besetzen und damit »kontrollieren«, so daß durch diese »Pforte« andere Schmerz-Reize nicht oder nur vermindert fließen können.

Für die Patienten ist das Fehlen der wissenschaftlichen Begründung einer Methode zu Recht ganz ohne Bedeutung. Sie wollen für ihr Leiden die beste Hilfe haben, die zur Verfügung steht.

Wir Ärzte haben uns diesem berechtigten Verlangen noch immer angeschlossen und zum Beispiel jahrzehntelang Salicylsäure zur Fiebersenkung verwendet, ohne zu wissen, wie sie wirkte. Und wir geben Salicylsäure unverändert weiter, nachdem wir seit einigen Jahren wissen, warum sie fiebersenkend wirkt.

Nun kommt mit der Akupressur eine noch einfachere und damit zur Selbstbehandlung noch geeignetere Methode aus der chinesischen Volksmedizin nach Europa. Ihre Anzeigen sind dieselben wie diejenigen der Akupunktur.

Das vorliegende Buch von Lutz Bernau will diese Akupressur erklären und lernbar machen.

Sein Buch paßt ideal in eine geschichtlich noch ganz junge Entwicklung, die man die Selbsthilfe-Welle oder – weniger salopp – die Selbsthilfe-Bewegung nennen könnte.

In den reichen sechziger Jahren, in unserer Wohlstands- und Überflußgesellschaft schien das Verlangen nach Hilfen und Helfern, nach neuen, nach verbesserten, nach erhöhten Sozialleistungen des Staates, nach mehr und besser ausgebildeten Dienstleistungs-Beruflern allgegenwärtig und unersättlich.

In den kriselnden siebziger Jahren gewinnt die altehrwürdige Devise »Hilf dir selbst, so hilft dir Gott« neuen Glanz und neues Ansehen. Die dazu gewählten Wege sind unterschiedlich: mal autogenes Training zum Selberlernen, dann transzendentale Meditation oder Yoga oder Selbsthilfegruppen für seelische Probleme. Die gemeinsame Richtung indessen ist unverkennbar: »Versuche selber, wieviel du selber erreichen kannst.«

So sehr ich persönlich diese Wiedergeburt der Eigenverantwortung und der Selbsthilfe begrüße, im Falle der Akupressur ist sie dann gefährlich, wenn ihretwegen die Diagnose und Behandlung einer fortschreitenden Erkrankung über jenen Zeitpunkt hinaus verzögert wird, in dem sie noch behandelbar war.

Lutz Bernau weiß das selber sehr genau, und er weist auf diese Gefahr immer wieder hin. Dennoch soll der Leser auch an dieser Stelle nochmals gewarnt werden.

Akupressur ist besser als Schmerzmittel, weil sie keine Nebenwirkungen hat. Sie ist nicht besser als Schmerztabletten, weil sie genau wie diese nur Symptome – nämlich Schmerzen – lindert. Akupressur und Tabletten dürfen nur in drei Fällen verwendet werden:

1. Um das Warten bis zu einem Arztbesuch oder die Zeit bis zu einer ärztlichen Diagnose zu überbrücken.
2. Nach einer ärztlichen Diagnose, die ein bedrohliches Grund-Leiden ausgeschlossen hat – oder dessen Behandlung danach eingeleitet worden ist.
3. Für jene meist selbständig ausheilenden Bagatell-Gesundheitsstörungen wie zum Beispiel Kopfschmerzen oder kleine Verletzungen.

Professor Dr. Dr. *Adolf-Ernst Meyer*
Universitätsklinik Hamburg-Eppendorf
Psychosomatische Abteilung

Die wichtigsten Schmerzpunkte

Was tut man, wenn man Schmerzen hat? Auf diese Frage antworten bei uns die meisten Menschen mit den Worten: Zum Arzt gehen . . . oder zum Heilpraktiker . . . und Tabletten nehmen.

Im riesigen China mit seinen mehr als achthundert Millionen Einwohnern antwortet heute schon jedes ältere Schulkind: Zunächst versuche ich, die Schmerzen durch die Massage bestimmter Punkte aus der Akupunktur selber zu bekämpfen. Erst wenn mir das nicht gelingt, gehe ich zum Arzt. Denn dann habe ich vielleicht eine schwere innere Krankheit.

In China nämlich wird die Selbstbehandlung durch Akupressur oder Akupunkt-Massage in den Schulen gelehrt – bei uns ist das Wort »Selbstbehandlung« verpönt, vor allem in den Kreisen der Mediziner.

Warum eigentlich?

Wenn man mal etwas genauer nachdenkt, kommt man sehr schnell dahinter, daß es auch bei uns bestimmte Formen der Selbstbehandlung längst gibt. Millionen Menschen behandeln zum Beispiel ihre Verdau-

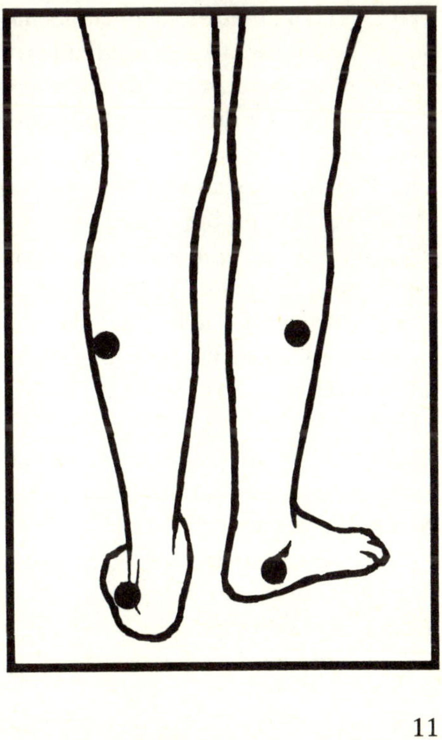

Ob man Schmerzen im Kopf, im Rücken, im Magen oder in den Beinen hat – diese vier Meisterpunkte der Schmerzen gehören zu jeder Akupressur-Behandlung.

ungsbeschwerden mit Heilkräutern. Andere behandeln ihr Rheuma mit Moorpackungen. Und die Zahl derer, die sich mit Kneippschen Wasseranwendungen ihre Gesundheit erhalten, ist überhaupt nicht mehr zu übersehen. Also doch Selbstbehandlung?

Ja – so höre ich schon die Antworten –, bei Kneipp und Heilkräutern, da ist das etwas ganz anderes. Das hat sich bewährt, das ist auch wissenschaftlich erforscht worden.

Aha – und die Akupunktur etwa nicht?

Die Antwort auf diese Frage besteht meist nur in einem betretenen Schweigen. Denn auch der strengste Schulmediziner weiß heute, daß nicht nur im China von Mao Tse-tung, sondern auch in Taiwan, in Korea und Japan alles, was mit der Akupunktur zusammenhängt, staatlich gefördert wird. Auch die Akupressur, mit der sich jeder selber behandeln kann. Ebenfalls hat es sich herumgesprochen, daß diese Behandlungsmethode mehrere tausend Jahre alt ist. Und deshalb sagen sich bei uns immer mehr Menschen: Wenn sich eine Therapie so lange behauptet, dann muß eigentlich etwas dran sein.

Hinter der Tatsache, daß die Akupressur in China dermaßen gefördert und sogar in den Schulen gelehrt wird, stecken auch durchaus wirtschaftliche Überlegungen: Wer sich von Schmerzen und Beschwerden selber befreien kann, braucht nicht stundenlang in überfüllten Wartezimmern zu sitzen. Statt dessen kann er arbeiten.

Die Akupressur ist im Grunde älter als die Akupunktur. Sie stammt aus einer Zeit, in der die Menschheit noch nicht wußte, wie man aus Gold und Silber Nadeln herstellen konnte. Aber man wußte, wie man durch Druck und Massage bestimmter Punkte Schmerzen beseitigte. Man drückte, massierte und preßte selber. Oder man ließ sich zum Beispiel vom Ehegatten behandeln, weil einige Punkte so unzugänglich auf dem Rükken liegen, daß man sie selber nicht erreichen kann.

Im Vordergrund aller Akupressur-Behandlungen stand schon immer und steht auch heute noch die Beseitigung von Schmerzen. Schmerzen sind immer ein Alarmsignal des Körpers. Sie wollen unserem Bewußtsein sagen, daß etwas nicht stimmt. Manchmal sind sie ziemlich harmlos und gehen von selber wieder weg. Beispielsweise, wenn man sich irgendwo leicht angestoßen hat. Das tut im Augenblick weh, ist aber nach fünf Minuten vergessen.

Einen warnenden Unterton haben die Schmerzen, die nach einer Überbeanspruchung des Organismus entstehen. Also ein Muskelkater nach zu großer Beanspruchung der Muskeln, aber auch Kopfschmerzen nach zu viel Alkohol oder zu viel Nikotin.

Die dritte Stufe der Schmerzen ist erreicht, wenn ein inneres Organ erkrankt ist und mit Schmerzen reagiert. In diesem Fall gilt die Grundregel: Wenn die Schmerzen durch Akupressur nicht beseitigt werden können, ist die innere Krankheit bereits so weit fortgeschritten, daß man zum Arzt gehen muß.

Es gibt in der **Akupressur vier verschiedene Grundmöglichkeiten**.

1. Das leichte Klopfen. Man beklopft die betreffenden Punkte mit der Fingerkuppe zwei bis drei Minuten lang. Dann stellt sich normalerweise der Erfolg ein.
   Besonders bei Kindern wird diese Methode am meisten angewendet. Bei Kindern und bei Menschen, die ganz allgemein eine schwache Konstitution haben.
2. Man kann die Punkte durch Druck mit dem Finger massieren. Dabei muß jeder selber herausfinden, wie stark bei ihm der Druck sein muß, um die gewünschte Wirkung zu erzielen. Es ist bei jedem Menschen anders.
3. Es gibt die Möglichkeit, die Punkte mit den Fingernägeln zu massieren. Das ist eine ziemlich starke Anwendung. Menschen mit einer schwachen Konstitution sollten sie besser nicht durchführen, weil es zu Herzklopfen kommen kann.
4. Die stärkste Anwendung: Die Punkte werden mit einem Holzstab massiert. Diese Holzstäbe sind an ihrem einen Ende abgerundet. Am anderen Ende laufen sie spitz zu. Nimmt man das runde Ende, dann ist die Wirkung nicht ganz so stark wie beim spitzen Ende. Die Fachleute sagen jedoch, daß man die Behandlung mit dem Holzstab nur dann selber durchführen sollte, wenn man die Technik der Akupressur perfekt beherrst.

Für alle Arten von Schmerzen gibt es zwei wichtige Akupressur-Punkte, die an den Füßen liegen. Der eine links, der andere am rechten Fuß.

Zwischen den **äußeren Fußknöcheln und den Fersen** gibt es eine Mulde. Tasten Sie zunächst mit dem Zeige- oder Mittelfinger diese Mulde ganz leicht ab, bis Sie die Mitte gefunden haben. Drücken Sie dann etwas fester, und Sie werden feststellen, daß es hier unter der Haut eine leichte Erhöhung gibt, sozusagen einen winzigen Hügel.

Nun drücken Sie noch etwas fester. Dann merken Sie, daß dieser Hügel druckempfindlicher ist als die Hautpunkte drumherum. Sie brauchen nur einmal richtig fest zuzudrücken, und Sie merken noch Minuten danach, daß Sie gedrückt haben. Genau das ist der richtige Punkt.

Aber bei der Akupressur sollen diese Punkte **nicht nur einmal fest**

gedrückt, sondern dreißig Sekunden bis zwei Minuten auch massiert werden.

Das geht so vor sich, daß man die Fingerkuppe fest auf den richtigen Punkt drückt und dann kreisende Bewegungen macht, ohne den Finger von der Haut abzuheben. Und drücken Sie ruhig fest zu. Es schadet nicht, sondern hilft schneller.

In der chinesischen Sprache heißen diese beiden wichtigsten Schmerzpunkte Kroun-lounn. Bei uns bezeichnet man sie als Meisterpunkte aller Schmerzen – ob diese Schmerzen nun im Kopf, im Magen oder in den Beinen auftreten.

Auch die beiden nächsten wichtigsten Schmerzpunkte befinden sich an den Beinen. Zunächst geht man **von den äußeren Knöcheln fünf Fingerbreiten nach oben**. Wenn man hierhin drückt, merkt man, daß man nicht sehr tief kommt. Deshalb geht man etwas weiter nach hinten **in Richtung zur Wade**. Und auf einmal rutscht der drückende Finger tiefer. Das ist die richtige Stelle. Sie ist übrigens ebenfalls druckempfindlich.

Alle vier Punkte sollten bei Schmerzzuständen jeglicher Art **hintereinander behandelt werden**. Erst die beiden Punkte an den Knöcheln, dann die beiden Punkte an den Waden. Am besten ist es, wenn man jeweils die rechte und die linke Körperseite gleichzeitig akupressiert. Vielen Menschen macht das jedoch Schwierigkeiten. In diesen Fällen beginnt man auf der rechten Seite und wechselt anschließend nach links über. Wichtig ist allerdings, daß die Akupressur in entspannter Körperhaltung durchgeführt wird. Die Muskeln müssen locker sein, sonst findet man die Punkte nicht oder nur sehr schwer.

Außer diesen »grundsätzlichen« Schmerzpunkten gibt es in der Akupressur eine ganze Reihe von weiteren Punkten, die man zusätzlich behandeln muß. Je nachdem, wo sich die Schmerzen bemerkbar machen: im Kopf, den Armen, im Rumpf, in den Beinen.

Aber vergessen Sie nicht: Am Anfang jeder Schmerzbehandlung müssen erst einmal diese vier wichtigsten Punkte massiert werden: zwischen den äußeren Fußknöcheln und Fersen und an der äußeren Wade.

Appetitlosigkeit

Wenn ein Kind vorübergehend keinen Appetit hat, dann rennen die meisten Mütter sofort zum Arzt. Und wenn einer, der mit Mandelentzündung im Bett liegt, aus Appetitlosigkeit sogar sein Lieblingsessen verschmäht, dann sagen seine Angehörigen: O weh, es scheint schlimmer um ihn zu stehen, als wir dachten.

In solchen Situationen sollten wir uns den chinesischen Spruch zu eigen machen und denken: Die Natur zeigt immer den richtigen Weg. Ein Kind, das mal keinen Appetit hat – das ist noch keine Tragödie. Rund siebzig Prozent aller Kinder leiden gelegentlich unter Appetitlosigkeit. Meistens liegt es daran, daß sie zwischen den normalen Mahlzeiten Eis essen, Süßigkeiten verdrücken, Milch, Saft oder Schokolade trinken. Kein Wunder, daß so ein kleiner Wurm dann keinen Appetit mehr hat.

Aber soll die Mutter jetzt mit Lebertran, Tabletten und Vitaminen gegen diese Appetitlosigkeit angehen?

Nein. Sie soll es der Natur überlassen und abwarten, bis der Appetit sich wieder einstellt.

Auch bei einer Mandelentzündung, bei Erkältungen oder Verdauungsstörungen kommt es vorübergehend zu Appetitlosigkeit. Es handelt sich dann schlichtweg um eine Selbsthilfe des kranken Organismus. Sobald die Krankheit überwunden ist, verlangt der Körper von selber wieder nach Nahrung.

Bedenklich wird es erst, wenn man über längere Zeit hinweg nichts essen mag, wenn die Appetitlosigkeit sozusagen chronisch geworden ist. Und in diesen Fällen sagt man heute auch in China nicht mehr: Die Natur wird schon alles richtig machen. Man behandelt sich vielmehr selber mit der Akupressur.

Mangel an Speichel, zu wenig Verdauungssaft, schlechte Durchblutung des Magens sind die häufigsten Ursachen für eine länger andauernde Appetitlosigkeit. Es kommt also darauf an, diese gestörten Funktionen anzukurbeln.

Die erste Stelle behandelt man am besten mit der ganzen Handfläche. Man legt sich die **Hand auf den Magen**, also etwa in die Mitte zwischen Bauchnabel und unterem Ende des Brustbeins. Bitte die Hand nur ganz leicht auflegen und kreisende Bewegungen machen. Etwa dreißig Sekunden lang. Das genügt. Nur ist unbedingt darauf zu achten, daß die Bauchdecke nicht angespannt ist. Alle Muskeln müssen gelockert sein.

Im Anschluß an die kreisenden Bewegungen läßt man die Hand noch eine Weile ganz ruhig liegen, legt die andere Hand darüber und drückt dreimal hintereinander mit mittelstarkem Druck zu.

Die chinesischen Ärzte sagen, daß man diese Behandlung nur einmal am Tag durchzuführen braucht, und zwar morgens im Bett, gleich nach dem Aufwachen.

Die weiteren Akupressurpunkte gegen Appetitlosigkeit sollten dreimal am Tag behandelt werden: morgens, mittags und abends. Den meisten Erfolg erreicht man nach den chinesischen Erfahrungen, wenn man diese Punkte etwa eine Stunde vor den Mahlzeiten akupressiert.

Tasten Sie mit den vier Fingern jeder Hand einmal die Gegend ab, **wo Ihre untersten Rippen liegen**. Sie finden die Stellen sehr leicht, weil sich hier die harten Knochen der Rippen und das weiche Fettgewebe deutlich voneinander abheben. Akupressieren Sie nicht die Knochen, sondern das weiche Gewebe. Pressen Sie dieses Gewebe gegen die Rippen, und drücken Sie alle vier Finger jeder Hand ruhig einen Zentimeter tief ein. Fünf- bis sechsmal hintereinander.

Es kann sein, daß man an diesen Stellen Verhärtungen im Gewebe findet. Dann sollte man etwas vorsichtiger vorgehen und nicht ganz so tief drücken. Nach etwa einer Woche regelmäßiger Akupressur wird man

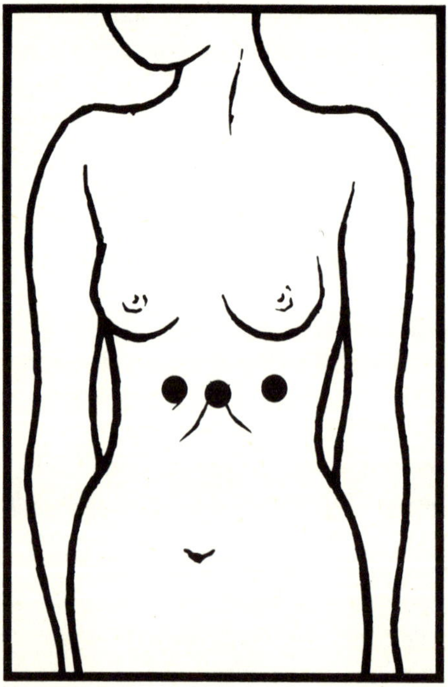

Der untere Rand der untersten Rippen ist sehr einfach zu ertasten. Man spürt schon bei leichtem Tasten, wo die Knochen aufhören und weiches Gewebe anfängt.

allerdings schon merken, daß sich die Verhärtungen allmählich auflösen, daß das Gewebe weicher wird. Genau das soll durch die Akupressur erreicht werden. Der nächste Punkt liegt in der **Vertiefung unterhalb der Kniescheiben**. Am linken Bein ebenso wie am rechten. Bitte akupressieren Sie beide Stellen gleichzeitig mit den Zeigefingern. Aber auch hier wieder darauf achten, daß alle Muskeln entspannt und locker sind. Am besten setzt man sich in einen bequemen und nicht zu hohen Sessel und stellt die Füße auf den Fußboden.

Etwas schwieriger zu erreichen sind die beiden letzten Punkte. Sie befinden sich **auf dem Fußrücken**. Und zwar dort, wo der Fußrücken aufhört und die Vorderseite des Unterschenkels anfängt. Hier muß so fest wie möglich akupressiert werden. Fünf- bis sechsmal hintereinander.

Es gibt übrigens eine gute Möglichkeit, zu kontrollieren, ob man richtig akupressiert hat. Denn nach der Behandlung muß sich etwas einstellen, was die Chinesen als De Tschi bezeichnen. Es handelt sich dabei um ein angenehmes Gefühl der Wärme. Sogar Müdigkeit kann sich einstellen. Glauben Sie dann also bitte nicht, Sie hätten etwas falsch gemacht. Im Gegenteil: es war genau richtig.

Und der normale Appetit stellt sich wieder ein.

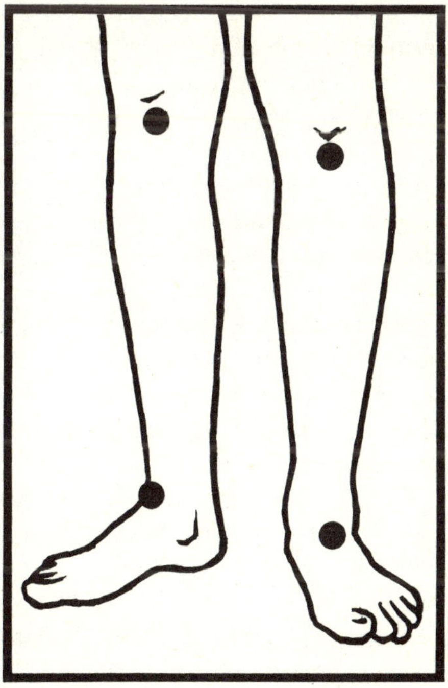

Die Punkte in der Mulde unterhalb der Kniescheibe werden bei ganz verschiedenen Leiden akupressiert. Um die Punkte auf den Fußrücken zu erreichen, legt man am besten ein Bein über das andere.

Asthma

Sie kennen sicher den scherzhaften Spruch, der in manchen Firmen oder Werkstätten an der Wand hängt. Er heißt: Unmögliches wird sofort erledigt – Wunder dauern etwas länger. Vielleicht haben auch Sie schon darüber gelächelt, genau wie ich. Wenn es im Zusammenhang mit diesem Spruch um die Gesundheit geht, sollte man allerdings überhaupt nicht lächeln. Denn Wunder dauern tatsächlich etwas länger. Auch bei der Akupressur. Deshalb wird in China auf Plakaten und in Broschüren immer wieder darauf hingewiesen: Es geht nicht von heute auf morgen, man muß Geduld haben, und man darf in seinen Bemühungen nicht nachlassen, wenn sich letzten Endes der Erfolg einstellen soll.

Geduld braucht man vor allem bei einer chronischen Krankheit, unter der man vielleicht schon seit Jahren leidet. Sich durch Akupressur sozusagen mal eben von plötzlich aufgetretenen Kopfschmerzen zu befreien – das ist kein großes Problem. Ein chronisches Asthma dagegen erfordert Ausdauer.

Was Asthma ist, wissen die meisten. Und sie beschreiben es mit den Worten: Bei einem Asthma-Anfall bekommt man keine Luft.

Im Prinzip ist das richtig. Asthma bringt Atemnot mit sich. Man muß husten, kämpft um jedes bißchen Luft und hat Angst, im nächsten Augenblick zu ersticken.

Allerdings muß bedacht werden, daß Asthma-Anfälle drei verschiedene Formen haben können. Die häufigste ist das Asthma bronchiale. Dabei verkrampfen sich die Bronchien. Das sind die feinen und feinsten Verästelungen unserer Luftröhre. Die Schleimhäute, mit denen sie ausgepolstert sind, schwellen an. Es kommt zu einer schnellen, aber sehr oberflächlichen Atmung, die erhebliche Mühe macht.

Meistens ist eine Allergie die Ursache. Man reagiert allergisch auf Heu oder Blütenpollen. Man kann den Geruch von Fisch nicht vertragen. Man bekommt schon bei dem Gedanken an einen Hund oder an eine Katze einen Anfall. Man bekommt ihn ebenso, wenn man eine Gemüsesorte ißt, gegen die man allergisch ist.

Die Anzahl der möglichen Ursachen ließe sich beliebig fortsetzen. Es gibt – leider – einige Dutzend davon. Und das macht es für den Arzt natürlich sehr schwer, die jeweils richtige bei seinem Patienten herauszufinden.

Außerdem gibt es noch das Asthma cardiale. Es hat mit Allergie nichts zu tun, sondern kommt dann zustande, wenn man einen Herzfehler hat. In den Lungen staut sich dann auf einmal das Blut in den Gefäßen, und man bekommt ebenfalls keine Luft mehr.

Als dritte Möglichkeit kommt das Asthma renale in Frage. Es wird oft durch ein Nierenleiden hervorgerufen. Aber auch alle Stoffwechselleiden können die Schuld daran tragen. Typisch für das Asthma renale ist eine schwere, tiefe und langsame Atmung.

In unserer westlichen Schulmedizin wird zunächst einmal versucht, die Ursache festzustellen. Der Patient wird gründlich untersucht und allen möglichen Tests unterzogen. Er wird ausgefragt, ob sein Asthma unter Umständen eine erbliche Veranlagung sein könnte.

Bei der chinesischen Akupressur fallen alle diese Dinge weg. Man interessiert sich einfach nicht für die Ursache und auch nicht dafür, um welche der drei Arten von Asthma es sich handelt.

Das klingt für uns im Westen geradezu barbarisch und vollkommen unwissenschaftlich. Im Osten aber sagt man: Es ist doch ganz unerheblich, woher das Asthma kommt und wodurch es hervorgerufen wird. Wichtig ist doch einzig und allein, daß ein Anfall so schnell wie möglich beendet wird oder daß es zu einem solchen Anfall gar nicht erst kommt. Die Vorbeugung spielt also eine ziemlich große Rolle in der Akupressur.

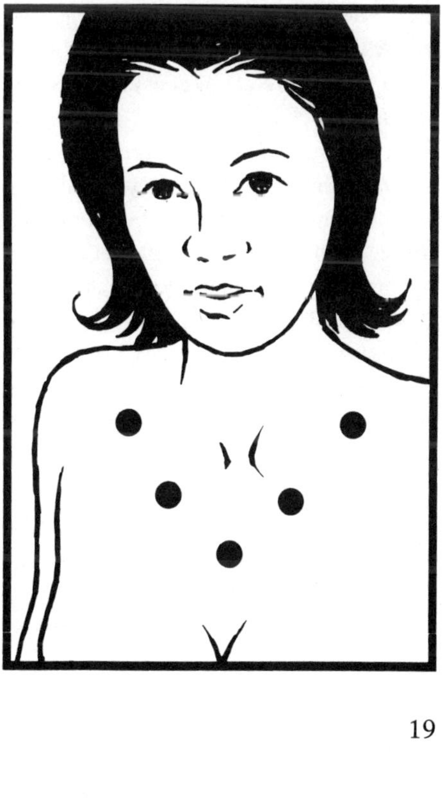

Die Punkte gegen Asthma reichen von den Schlüsselbeinen bis hinunter zu den vierten Rippen.

Asthma

Der wichtigste Punkt gegen Asthma liegt auf der **Brustmitte**. Genau auf dem Brustbein, und zwar dort, **wo die vierten Rippen am Brustbein angewachsen sind**. Nach einigem Tasten mit den Kuppen der Fingerspitzen läßt sich der Punkt leicht finden, weil er druckempfindlich ist. Sie verspüren einen dumpfen bis stechenden Schmerz, der auch nach der Akupressur noch bestehen bleibt.

Am besten akupressiert man diesen Punkt, wenn man ihn erst einmal gefunden hat, mit der Kuppe des Mittelfingers. Nicht durch einfachen Druck, sondern indem man die Haut gegen das Brustbein preßt und sie hin- und herschiebt. Im akuten Anfall genügen meist schon wenige Sekunden. Zur Vorbeugung sollte man sich täglich drei- bis fünfmal an dieser Stelle akupressieren. Und bitte beim Hin- und Herschieben der Haut gegen den Knochen ruhig fest zudrücken. Es tut ein bißchen weh, wie gesagt, aber es hilft, wie die chinesischen Erfahrungen zeigen.

Der zweite wichtige Punkt befindet sich auf dem **Oberrand der Schlüsselbeine**, also sowohl auf der linken wie auch auf der rechten Körperhälfte. Wenn Sie, vom Brustbein ausgehend, die Schlüsselbeine abtasten, stellen Sie fest, daß diese Knochen gekrümmt sind. Dort, wo die Krümmung beginnt, sind die richtigen Punkte. Und auch hier gilt die gleiche Technik bei der Behandlung: Die Haut soll mit festem Druck einige Male gegen den Knochen hin und her geschoben werden. Einige Sekunden lang im akuten Anfall, und drei- bis fünfmal am Tag zur Vorbeugung.

Im Brustbereich liegen auch die letzten beiden wichtigen Punkte. Sie müssen durch Abtasten erst gefunden werden und sind nicht ganz leicht zu finden. Suchen Sie erst einmal den Zwischenraum **zwischen der ersten und der zweiten Rippe von oben.** In diesem Zwischenraum liegen die richtigen Punkte, und zwar dicht neben dem Brustbein, also ziemlich in der Körpermitte. Fünf- bis siebenmal fest mit der Fingerkuppe drücken, das genügt normalerweise. Einen akuten Anfall kann man mit der Akupressur dieser Punkte lindern. Zur Vorbeugung sollte man auch hier mehrmals am Tage akupressieren.

Nach den Erfahrungen, die man in China gemacht hat, genügt die Akupressur, um Asthma zu heilen oder zumindest zu lindern. Die Ärzte im Westen raten trotzdem zu gründlicher Untersuchung und zu ärztlicher Überwachung. Wenn Sie mich fragen, würde auch ich dazu raten. Denn es kann ja auf keinen Fall schaden, wenn man Akupressur macht und sich trotzdem in die Behandlung eines Arztes begibt.

Augendruck

Nun ist die Akupressur kein künstlich erfundenes System, um die Ärzte zu entlasten. Sie ist vielmehr etwas ganz Natürliches. Und um das zu begreifen, braucht man nicht erst nach China zu reisen. Sehen Sie sich nur einmal ein kleines Kind an, das Schmerzen hat. Es reibt sich ganz instinktiv an bestimmten Stellen, ohne jemals etwas von Akupressur gehört zu haben. Oder denken Sie daran, was man tut, wenn man eine Wunde hat, die schon ziemlich verheilt ist. Solche Wunden jucken, und man möchte sich kratzen. Aus Vernunftsgründen kratzt man aber nicht die Wunde, denn man könnte sie ja wieder aufreißen. Also kratzt man sich dicht daneben – und auch das hilft. Der Juckreiz läßt nach. In gewisser Weise ist auch das eine Akupressur, weil man durch eine mechanische Bearbeitung der Haut eine Beschwerde beseitigt.

Nehmen wir ein anderes Beispiel. Einen hinderlichen und lästigen Druck in den Augen hat jeder von uns schon einmal gehabt. Und sei es auch nur nach einer durchfeierten Nacht. Man wacht mit einem Kater auf, und in den Augen drückt es. Manchmal ist der Druck sogar so stark, daß er in die Stirnhöhle ausstrahlt und Kopfschmerzen verursacht.

Wir alle wissen, was wir in so einem Fall ohne langes Nachdenken tun. Wir schließen die Augen und reiben uns die Augenlider. Meistens läßt der Druck dann nach.

Nur machen wir, ohne es zu wissen, oft den Fehler, zu fest zu drücken oder zu pressen. Die Methoden der Akupressur sind in dieser Hinsicht feiner und auch wirksamer.

Es gibt **vier wichtige Stellen**, um einen Druck oder einen Schmerz in den Augen zu beseitigen. Sei es nun bei einem Kater oder sei es, daß die Beschwerden auftreten, weil man überarbeitet und übermüdet ist.

Die erste Stelle, das sind die **Augenbrauen**. Am besten legt man die ausgestreckten Zeigefinger auf die Augenbrauen und massiert sie leicht in Bewegungen, die von oben nach unten und von unten nach oben führen. Die Zeigefinger werden dabei nicht von der Haut abgehoben, und sie streichen auch nicht über die Haut. Es ist vielmehr so, daß die Haut gegen den darunterliegenden Knochen gedrückt und hin und her geschoben wird. Aber, wie gesagt, nicht zu fest.

Über die zweite Stelle wird auch in anderem Zusammenhang zu sprechen sein. Es handelt sich um die **Nasenwurzel**. Man faßt die Haut an dieser Stelle mit Daumen und Zeigefinger an. Dann schiebt man sie sacht nach unten, anschließend etwas fester nach oben gegen den Knochen.

Augendruck

Man muß den Knochen dort treffen, wo links und rechts neben der Nasenwurzel die Augenbrauen anfangen. Die richtigen Punkte sind leicht zu finden, weil sie druckempfindlich sind. Und sie sollen bei der Akupressur auch ein bißchen weh tun. Das leitet den Schmerz aus den Augen ab und vermindert den Druck.

Ableitend wirkt auch die dritte Stelle: Klopfen Sie mit beiden Zeigefingern leicht gegen Ihre **Nasenflügel**. Aber wundern Sie sich nicht, wenn dabei Ihre Nase anfängt zu laufen. Denn es sind gleichzeitig »Reinigungspunkte« für die Nase. Die Schleimhäute fangen sofort an zu arbeiten, wenn man hier klopft.

Erst zum Schluß werden die **Augen** selber behandelt. Zuerst schließt man sie. Aber bitte nicht fest zusammenpressen, sondern ganz leicht und locker. Die Lider müssen so entspannt sein wie beim Einschlafen. Und bitte denken Sie ganz besonders in diesem Fall daran, nicht zu fest zu drücken. Denn die Augen sind empfindlich.

Am geeignetsten zur Akupressur der Augen sind die Kuppen der Mittelfinger. Man beginnt neben der Nasenwurzel in der Vertiefung zwischen Augapfel und Augenbraue. Dann fährt man in einem Halbkreis

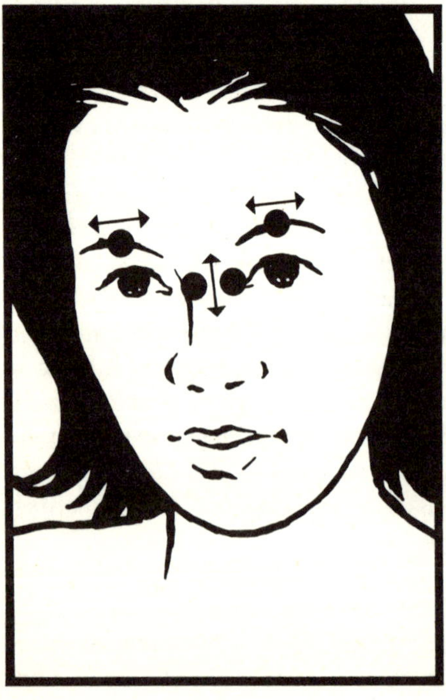

Die Pfeile geben an, in welche Richtung man die Haut hin- und herschieben muß, um den gewünschten Effekt zu erzielen.

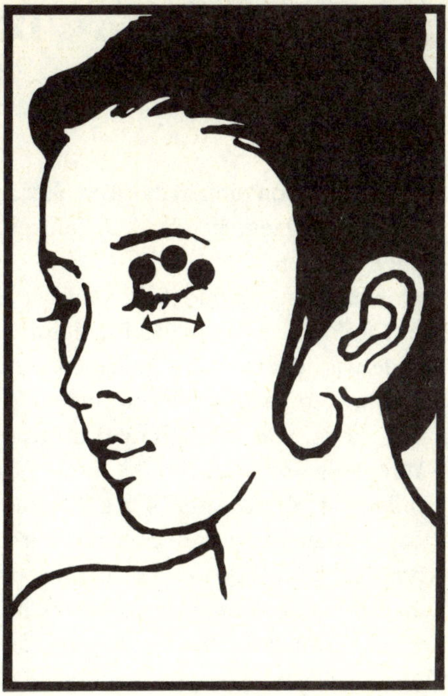

Auf die Augäpfel darf durch Klopfen mit den Fingerkuppen nur ein leichter Druck ausgeübt werden. Den gleichen Erfolg erreicht man mit einem sanften Streichen.

bis zur Außenseite der Augen, also am oberen Rand der Augäpfel entlang.

Durchgeführt wird diese Behandlung bei beiden Augen gleichzeitig. Auch dann, wenn der Druck nur in einem Auge besteht, was jedoch nur sehr selten der Fall ist. Es sei denn, man hat einen Fremdkörper in dem einen Auge.

Nach der oberen Rundung wird in gleicher Weise die untere behandelt. Man streicht also mit den Kuppen der Mittelfinger über die Augenwimpern. Auch in diesem Fall immer neben der Nase beginnen und nach außen streichen.

Gerade bei Augenschmerzen kann man mit der Akupressur sehr viel erreichen. Aber denken Sie daran, daß die Akupressur den Augenarzt nicht ersetzt. Solange ein vorübergehender Überdruck oder eine vorübergehende Kreislaufstörung in den Augen vorliegt, wirkt sie großartig. Nicht aber bei einer chronischen Augenkrankheit. Nicht bei Kurz- und Weitsichtigkeit, nicht beim grauen oder grünen Star. Sie kann zwar auch dann die Beschwerden lindern und den Druck erträglich machen, aber sie kann die Wurzel des Übels nicht beseitigen. Akupressur, so sagen die Chinesen, ist eine wunderbare Sache. Doch man muß auch ihre Grenzen kennen.

Bandscheibenschmerzen

Haben Sie schon einmal darüber nachgedacht, warum Sie aufrecht stehen, warum Sie sitzen, liegen, sich bücken, sich bewegen, sich wenden und drehen können?

Das alles ist nur möglich, weil wir eine Wirbelsäule haben. Ein Knochengebilde, das einmalig ist, denn auf der einen Seite ist es fest und gerade wie jeder andere Knochen – auf der anderen Seite aber besitzt es die Fähigkeit, sich zu biegen und zu beugen wie ein Rohrstock.

Ich finde, die Wirbelsäule ist eine der genialsten Erfindungen der Natur. Insgesamt sind es 33 bis 34 Wirbelkörper: 7 Hals-, 12 Brust-, 5 Lenden-, 5 Kreuz- und 4 bis 5 Steißwirbel. Die Wirbel für Kreuz und Steiß sind allerdings keine echten Wirbel mehr. Sie sind fest zusammengeschmolzen zum Kreuz-, beziehungsweise Steißbein. Die oberen Wirbel dagegen sind gelenkig. Jeweils zwischen zwei knöchernen Wirbelkörpern liegt eine Bandscheibe. Sie besteht aus einem harten Ring aus Fasern und einem weichen, gallertartigen Kern. Die Bandscheiben sind sozusagen die Puffer, die sich je nach Bewegung ausdehnen oder zusammendrücken.

Nun erfüllt die Wirbelsäule auch noch eine andere Aufgabe. Jeder Wirbel besitzt in der Mitte ein rundes Loch. Alle diese Löcher zusammen ergeben einen Kanal, in dem das Rückenmark seinen Platz hat. Durch seitliche Aussparungen in den Wirbeln, durch die Zwischenwirbellöcher, gehen Nervenstränge vom Rückenmark aus. Sie liegen gut geschützt, sind jedoch äußerst empfindlich. Sobald auch nur ein geringer Druck auf sie ausgeübt wird, antworten sie mit heftigen Schmerzen.

Ein solcher Druck entsteht, wenn mit den Bandscheiben etwas nicht in Ordnung ist. Der Faserring kann zum Beispiel an einer Stelle einreißen. Das geschieht häufig nach einer zu großen Belastung. Wenn man also etwas zu Schweres gehoben oder sich zu schnell und zu ruckartig bewegt hat. Wenn dieser Faserring reißt, bleibt der gallertartige Kern nicht mehr an seinem Platz, sondern rutscht heraus. Dann drückt er auf die Nerven – und schon hat man Schmerzen.

Je älter wir werden, desto anfälliger und schwächer werden die Bandscheiben. Im Alter muß man sich also vor Überbelastung mehr hüten als in der Jugend. Das ist eine normale Erscheinung. Auch andere Organe weisen im Laufe der Jahre Abnutzungserscheinungen auf.

Schließlich können die Bandscheiben sich allmählich zurückbilden. Das ist eine ziemliche heimtückische Krankheit. Erst quellen sie auf und werden immer dicker. Dann schrumpfen sie. Sie werden hart und dünn. Das Ergebnis ist immer dasselbe: Sobald die Bandscheiben ihre Puffer- und Stoßdämpferaufgabe nicht mehr erfüllen, drücken die knöchernen Wirbel auf die Nerven.

Die Behandlung solcher durch Bandscheibenverfall verursachten Schmerzen ist schwierig. Genauer gesagt: Es ist schwierig, die Bandscheibe wieder in Ordnung zu bringen. Die Ärzte versuchen es meist mit einer chiropraktischen Behandlung. Dabei wird die Wirbelsäule gedehnt und gestreckt, damit die Bandscheibe an ihren eigentlichen Platz zurückrutschen kann. Anschließend muß der Patient möglichst einige Tage im Bett liegen, damit sich alles beruhigen und normalisieren kann.

Die Erfahrung zeigt jedoch, daß die chiropraktische Behandlung meistens nur für kurze Zeit Erfolg hat. Bei der kleinsten Anstrengung rutscht die Bandscheibe wieder hervor, und das erst recht bei älteren Menschen.

Wenn eine Bandscheibe zerstört ist, kann sie vom Körper nicht mehr erneuert werden. In schlimmen Fällen bleibt den Ärzten dann nichts anderes übrig, als zwei Wirbelkörper durch eine Operation künstlich miteinander zu verschweißen. Die Wirbelsäule verliert dadurch natürlich an Beweglichkeit, aber zumindest hören die Schmerzen auf. Neuerdings macht man auch Versuche, die kranke Bandscheibe durch weiches Metall oder Kunststoff zu ersetzen. Aber das sind Versuche, über die man noch nichts Endgültiges sagen kann.

Wie gesagt: Eine zerstörte Bandscheibe ist ein für alle Male verloren. Aber von den Nervenschmerzen kann man sich durch Akupressur befreien. Das heißt: sich selber befreien, das ist ein bißchen schwierig. Denn je nach dem Sitz des Schmerzes kann man die Punkte auf dem Rücken, die behandelt werden müssen, nur schwer oder überhaupt nicht erreichen. Man braucht die Hilfe eines anderen dazu.

Zunächst wird die Wirbelsäule dort abgetastet, wo der **Kern des Schmerzes** sich befindet. Meistens stellt man dabei fest, daß sich die Muskeln drumherum etwas verhärtet haben. Das ist die übliche Reaktion der Muskeln auf einen Schmerz. Sie krampfen sich zusammen, werden hart und wollen sich nicht mehr bewegen, weil jede Bewegung den Schmerz nur schlimmer macht.

Nun müssen Sie zuerst diese **verspannten Muskeln** akupressieren. Bitte nur ganz sanft mit den Fingerkuppen klopfen. Akupressieren Sie zwanzig bis dreißig Sekunden, und wiederholen Sie die Behandlung in Abständen von einer halben Stunde.

Auch für den zweiten Teil der Behandlung müssen Sie erst ein wenig

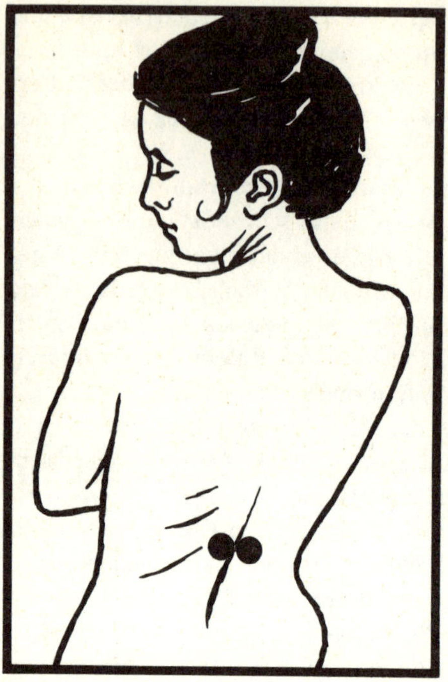

Wer die Punkte auf dem Rücken nicht selber erreicht, kann sich hier von einem Helfer akupressieren lassen.

tasten. Tasten Sie dort, wo die Schmerzen herkommen, seitlich die Wirbelsäule ab. **Zwischen zwei Wirbelkörpern** finden Sie **eine kleine Delle**. Drücken Sie mit dem Zeigefinger in diese Delle. Drücken Sie langsam immer tiefer. So tief, bis der Patient plötzlich aufschreit. Denn bei richtiger Akupressur schießt ein blitzartiger Schmerz durch den erkrankten Nervenstrang. Ein Beweis, daß Sie genau den Punkt gefunden haben, der akupressiert werden muß.

Sobald der Patient diesen plötzlichen Schmerz empfindet, nimmt man den Finger weg und hört auf. Auch diesen Punkt in halbstündigem Abstand akupressieren. Und bitte achten Sie darauf, daß Sie nur mit der Fingerkuppe und nicht etwa mit einem scharfen Fingernagel behandeln.

Die weiteren Punkte kann man selber behandeln, denn sie sind leicht zu finden und auch leicht zu erreichen. Zunächst akupressiert man mit leichtem Fingerdruck einen Punkt, der **zwei Fingerbreit unterhalb des unteren Endes des Brustbeins** liegt. Dann klopft man mit ein oder zwei Fingerkuppen **rund um den Bauchnabel herum**.

Für die meisten Schmerzen, die durch falsch sitzende Bandscheiben verursacht werden, genügt diese Behandlung. Die Schmerzen lassen nach.

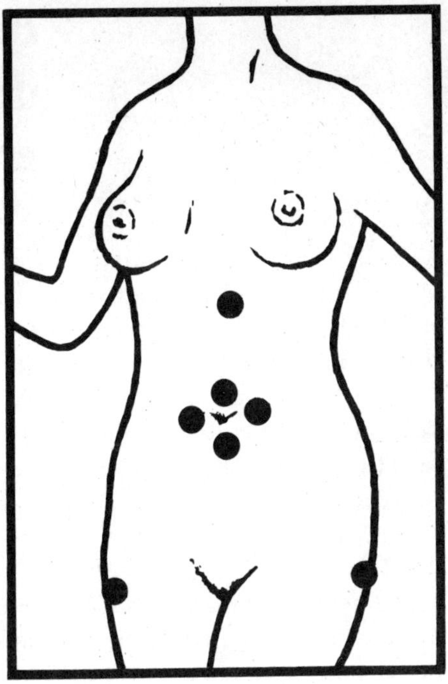

Alle Punkte gegen Bandscheibenschmerzen, die auf der Vorderseite des Körpers und an der Seite liegen, sind leicht zu erreichen.

Nur wenn die Schmerzen im Rücken ziemlich tief liegen, muß noch etwas Weiteres getan werden.

Lassen Sie mich dazu sagen, daß eine besonders gefährdete Stelle zwischen dem vierten und fünften Lendenwirbel liegt. Hier kommen die meisten Bandscheibenschäden vor. Die Schmerzen strahlen dann, ähnlich wie bei einer Entzündung des Ischiasnervs, in die Beine aus.

In diesem Fall muß zusätzlich ein Punkt akupressiert werden. Er befindet sich **am oberen Ende des Oberschenkelknochens**. Dort, wo dieser Knochen am weitesten vorspringt. Am vorspringenden Punkt des Trochanter majus femoris, wie es in der medizinischen Fachsprache heißt. Aber Sie brauchen diese Fachsprache nicht erst zu lernen. Der Punkt liegt dort, wo sich der untere Rand einer Badehose normalerweise befindet. Sie müssen ihn fest akupressieren. Und am besten nicht nur auf der Seite, auf der Sie die Schmerzen haben, sondern auf beiden Seiten.

Bauchspeicheldrüsenerkrankungen

Seien wir doch einmal ehrlich. Es gibt bestimmte Organe in unserem Körper, die wir alle kennen, an die wir hin und wieder denken, und die sich auch manchmal bemerkbar machen. Das Herz zum Beispiel klopft nach einer schweren körperlichen Belastung wie nach dem Treppensteigen. Lunge und Bronchien melden sich, wenn man zuviel geraucht oder sich längere Zeit in schlechter Luft aufgehalten hat. Der Magen revoltiert und schreit regelrecht »aua«, wenn er die falschen Speisen bekommt.

Gut, all das und noch einiges mehr wissen wir. Aber was wissen wir über die Bauchspeicheldrüse?

Die meisten Menschen wissen darüber so gut wie nichts, weil man sie nicht spürt. Sie befindet sich irgendwo im Bauch, und sie macht irgend etwas. Aber was macht sie eigentlich?

Die Bauchspeicheldrüse liegt hinter dem Magen. Sie hat eine Farbe zwischen rötlich und grau. Sie ist etwa so groß wie eine Hand, und sie hat ein Gewicht von rund achtzig Gramm. Aber dieses kleine Organ erfüllt zwei wichtige Aufgaben. Erstens produziert es einen Verdauungssaft, den Bauchspeichel. Er gelangt in den Dünndarm und wird – wie der Name sagt – für die Verdauung gebraucht.

Zweitens entsteht in der Bauchspeicheldrüse ein Hormon, nämlich das Insulin. Es gelangt direkt in die Blutbahn. Gemeinsam mit dem Adrenalin reguliert das Insulin den Zuckerhaushalt des Körpers. Und zwar hat das Insulin die spezielle Aufgabe, die Abgabe von Zucker aus der Leber ins Blut zu drosseln. Sobald die Bauchspeicheldrüse nicht mehr richtig arbeitet, gelangt zu viel Zucker ins Blut. Mit anderen Worten: man wird zuckerkrank. Deshalb sind Zuckerkranke – so eigenartig das auch klingt – so ziemlich die einzigen, die etwas über die Aufgaben und Arbeiten ihrer Bauchspeicheldrüse wissen. Ihr Leiden hat sie gezwungen, sich damit zu beschäftigen.

Allerdings kann die Bauchspeicheldrüse auch noch in anderer Hinsicht Ärger und Verdruß bereiten. Wenn vom Darm oder aus den Gallengängen Krankheitserreger aufsteigen, kommt es leicht zu einer Entzündung der Bauchspeicheldrüse, zu der Pankreatitis. Sie macht sich bemerkbar durch Leibschmerzen, Erbrechen und Verdauungsbeschwerden. Und sie ist vom Arzt meistens nur schwer festzustellen, weil diese Beschwerden bei anderen Krankheiten ebenfalls auftreten. Am sichersten ist es noch, die Bauchdecke oberhalb des Nabels abzuklopfen. Wenn man hier eine deutliche Verhärtung spürt, spricht das für eine Pankreatitis. Eine trockene Zunge und eine leichte bläuliche Verfärbung im Gesicht sind ebenfalls typische Anzeichen.

Was ich Ihnen jetzt über die Bauchspeicheldrüse berichtet habe, klingt alles sehr gefährlich und bedrohlich. Auch in China hat man längst erkannt, daß es langwierig, schwierig und auch kostspielig ist, eine Erkrankung dieser wichtigen Drüse zu behandeln und zu heilen.

Am besten ist es deshalb, wenn es gar nicht erst zu einer derartigen Erkrankung kommt. Mit der Akupressur kann man das erreichen. Es erfordert allerdings Selbstdisziplin.

Wenn Sie warten, bis die Bauchspeicheldrüse Beschwerden verursacht oder das Insulin nicht mehr in der richtigen Menge herstellt, dann ist es meistens zu spät. Dann bleibt einem der Gang zum Arzt nicht erspart. Deshalb folgen Sie lieber dem Rat der Chinesen: Spätestens vom dreißigsten Lebensjahr an drei- bis viermal in der Woche die richtige Akupressur, um die Bauchspeicheldrüse in Ordnung zu halten.

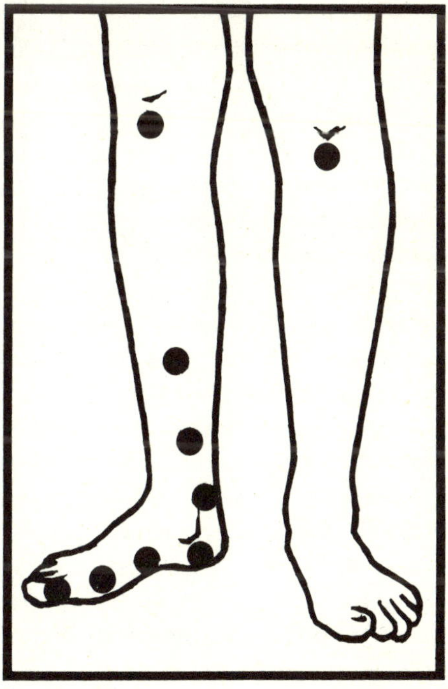

Bei vielen Menschen ist die Beinmuskulatur oft verkrampft. Vor der Akupressur müssen deshalb erst die Verkrampfungen und Verspannungen gelöst werden.

Dabei sind erst einmal zwei Dinge zu beachten, die in der Klinik von Erich Rogatti bei Brisbane in Australien erarbeitet wurden.

1. Nicht nach einer Mahlzeit akupressieren, sondern vorher.
2. Nicht an einem Tag akupressieren, an dem man gleichzeitig eine Röntgenbestrahlung bekommt.

Beides hat sich in der australischen Klinik, die von dem deutschen Heilpraktiker Erich Rogatti geleitet wird, als wirkungslos oder sogar als schädlich erwiesen.

Die ersten wichtigen Punkte befinden sich an den **Innenseiten der Füße** und an den **Innenseiten der Unterschenkel**. Beginnen Sie mit der Akupressur neben der großen Zehe. Gehen Sie dann langsam weiter nach oben. Unterhalb des Innenknöchels vorbei bis zur Hälfte der Wade. Und akupressieren Sie hier nicht einzelne Punkte, die Sie erst suchen müßten, sondern sozusagen die ganze Linie. Sie nehmen dazu am besten und bequemsten alle vier Finger außer dem Daumen. Erst das linke Bein, dann das rechte. Und drücken Sie ruhig fest zu. Wobei Sie bitte darauf achten, daß die Muskeln entspannt sind. Auch hierzu wieder ein Tip: Ein Bein über das andere legen und sich bequem in einen Sessel setzen. So schafft man es am leichtesten.

Der nächste Punkt ist auch aus der Akupunktur bekannt. Er gehört sogar zu den wichtigsten Punkten, und er wird bei vielen verschiedenen Krankheiten behandelt. Er liegt **direkt unterhalb der Kniescheibe** in dem kleinen Grübchen, das man dort sehr leicht ertasten kann. Akupressiert wird diese Stelle mit dem ausgestreckten Zeigefinger.

Wenn es um die Bauchspeicheldrüse geht, darf man nicht vergessen, daß zwischen ihr, der Leber, der Gallenblase und dem Magen ein ständiges und enges Wechselspiel besteht. Alle angegebenen Punkte sollen deshalb nach chinesischen Erfahrungen auch diese Organe beeinflussen und zu einer richtigen und gesunden Tätigkeit anregen.

Das gilt auch für die beiden letzten Punkte zur Vorbeugung gegen eine Erkrankung der Bauchspeicheldrüse. Man braucht wieder etwas Gelenkigkeit, um sie zu erreichen.

Legen Sie sich einmal beide Hände auf den Rücken. Tasten Sie von unten nach oben, und tasten Sie immer dicht **links und rechts neben der Wirbelsäule**. Ziemlich weit oben stoßen Sie **gegen den Widerstand der untersten Rippen**. Nun drücken Sie die Haut – gleichzeitig auf beiden Seiten – fest gegen die Rippen und schieben Sie sie einige Male hin und her. Nach meinen eigenen Erfahrungen geht es am besten, wenn man diese Akupressur mit den Außenkanten der Zeigefinger durchführt. So erreicht man noch am leichtesten diese Stellen.

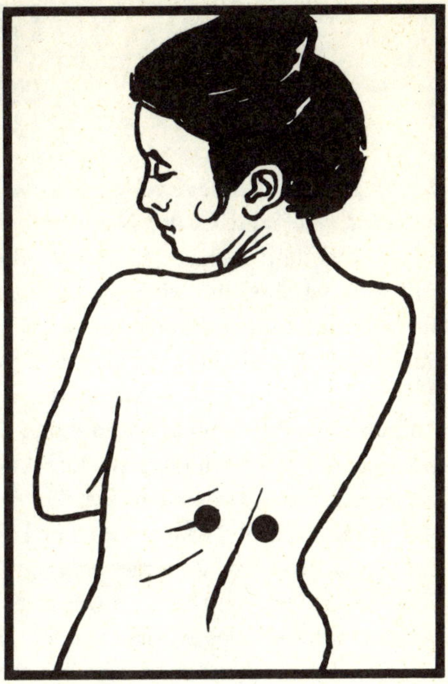

Von den Punkten auf dem Rükken führt eine direkte Reizleitung zu der darunter liegenden Bauchspeicheldrüse. Die Akupressur-Wirkung von hier aus ist besonders stark.

Wer nicht mehr so gelenkig ist, kann sich natürlich auch von einem Helfer akupressieren lassen. Er wird dem Helfer immer sagen können, ob er die richtigen Punkte gefunden hat. Denn sie reagieren druckempfindlich. Man spürt einen dumpfen Druck auch noch Minuten nach der Akupressur. Nur muß bei einem korpulenten Patienten fester akupressiert werden als bei einem schlanken.

Bindehaut-entzündung

Bindehaut und Bindegewebe – was ist das eigentlich?

Im Grunde sagte es der Name selber. Es verbindet etwas miteinander. Es ist weich und faserig und kommt überall im Körper vor. Es ist eine Art Füllstoff zwischen den einzelnen Organen. Bindegewebe sorgt dafür, daß die Unterhaut an der Oberhaut befestigt ist. Es hält Knochen, Sehnen und Muskeln in Verbindung. Und in den Augen verbindet die Bindehaut die Lider und die Augäpfel. Sie ist ein schleimhäutiger Überzug, der zwei Aufgaben zu erfüllen hat. Zusammen mit den Augenmuskeln macht er es möglich, daß wir nach links, nach rechts, nach oben oder nach unten sehen können. Er sorgt also mit für die Beweglichkeit unserer Augen. Das nötige »Schmieröl« kommt aus den Tränendrüsen: die Tränen. Man sieht dabei mal wieder, daß mehrere Organe nötig sind, um eine einzige Funktion zu ermöglichen. So wie fast überall im Körper.

Die Bindehaut des Auges hat aber auch noch die Aufgabe, das Eindringen von Fremdkörpern in den hinteren Teil des Auges zu verhindern. Eine Aufgabe, die manchmal nicht ganz gelingt. Denn es kann geschehen, daß doch ein Fremdkörper eindringt. Und das Ergebnis ist dann mit ziemlicher Sicherheit eine Bindehautentzündung.

Allerdings kommen für eine solche Entzündung auch noch andere Ursachen in Frage. Die häufigste ist eine Infektion durch Bakterien oder Viren. Auch Staub, Zug oder Rauch kann die Bindehaut reizen, und da sie sehr empfindlich ist, entzündet sie sich. Daß die Ärzte vor einer zu intensiven Bestrahlung unter der Höhensonne warnen, hat ebenfalls seinen guten Grund. Nicht umsonst raten sie, dabei eine Sonnenbrille oder sogar Augenklappen aufzusetzen. Denn die Strahlen können sehr schnell zu einer Bindehautentzündung führen.

Der Strahlengefahr für die Augen sind unter anderem auch die Schweißer ausgesetzt. Wobei es geschehen kann, daß ein Schweißer seinen Beruf schon jahrzehntelang ausgeübt hat, ohne eine Bindehautentzündung erlitten zu haben. Aber ganz plötzlich, ohne ersichtlichen Grund, kann er die Strahlen nicht mehr vertragen.

Ähnlich kann es einem Bäcker ergehen. Viele Jahre lang hat er mit Mehl zu tun gehabt. Es hat ihm nie etwas ausgemacht. Doch auf einmal reagieren seine Augen allergisch auf das Mehl. Das Ergebnis ist, daß er eine Bindehautentzündung bekommt. Überhaupt die allergischen Ursachen. Bestimmte Blütenpollen, der Geruch nach Hunden oder Katzen oder Fischen – alles kann zu einer Bindehautentzündung führen. Es ist hier ähnlich wie bei anderen Allergien. Der eine bekommt einen Heuschnupfen, der andere eine Bindehautentzündung. Und der Arzt ist ziemlich ratlos, weil er oft genug nicht herausfinden kann, gegen was sein Patient nun eigentlich allergisch ist.

Bei einer Bindehautentzündung (Konjunktivitis) sollte man auf jeden Fall zum Augenarzt gehen. Er wird Salben und Tropfen verschreiben, die man unbedingt auch anwenden sollte. Außerdem wird er sagen, daß man die Augen nicht reiben soll. Auch dann nicht, wenn es noch so sehr juckt und brennt. Denn das Reiben macht die Sache nur schlimmer.

Hände und Finger weg von den Augen ist auch eine Grundregel in der Akupressur, wenn es um die Bindehautentzündung geht. Die zweite Grundregel lautet: Alles tun, was der Arzt vorgeschrieben hat – und sich außerdem mit Akupressur selber behandeln, weil es die Heilung beschleunigt. Man wird das lästige Augenleiden schneller los.

Die beiden ersten Punkte, die akupressiert werden müssen, liegen **hinter den Ohrmuscheln**. Tasten Sie dort in Höhe der Ohrläppchen einmal die Haut mit den Kuppen der Mittelfinger ab. Sie werden nach

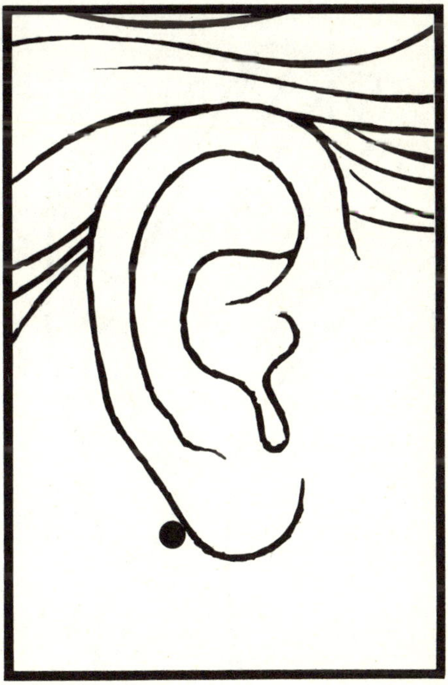

Um den richtigen Punkt hinter den Ohrmuscheln zu finden, muß man erst ein wenig tasten und suchen.

einigem Tasten sehr rasch herausfinden, daß sich hier tiefe Mulden zwischen zwei Knochen befinden. Und nun drücken Sie mehrmals hintereinander so fest wie möglich in diese Mulden hinein.

Sie werden, wie bei vielen anderen Akupressurpunkten, einen dumpfen Schmerz spüren, der auch dann noch anhält, wenn Sie mit der Akupressur aufgehört haben. Ein Beweis dafür, daß Sie richtig akupressiert haben.

Im akuten Stadium einer Bindehautentzündung sollten diese beiden Punkte jeden Tag so oft wie möglich akupressiert werden. Warten Sie, bis der dumpfe Druckschmerz nachgelassen und aufgehört hat, und akupressieren Sie von neuem.

Drei weitere Punkte liegen auf dem Handrücken. Anders als bei den Punkten hinter den Ohrläppchen, die man gleichzeitig akupressieren kann, werden sie nacheinander akupressiert. Erst auf der linken Hand, dann auf der rechten.

Der erste befindet sich in der **Mulde zwischen Daumen und Zeigefinger**. Akupressieren Sie mit dem Daumen der jeweils anderen Hand. Drücken Sie fest zu, bis Sie einen stechenden Schmerz empfinden.

Der zweite liegt **neben dem Nagel der Zeigefinger**, und zwar auf der **Außenseite** des Fingers. Es ist ein Punkt, der auch bei Zahnschmerzen

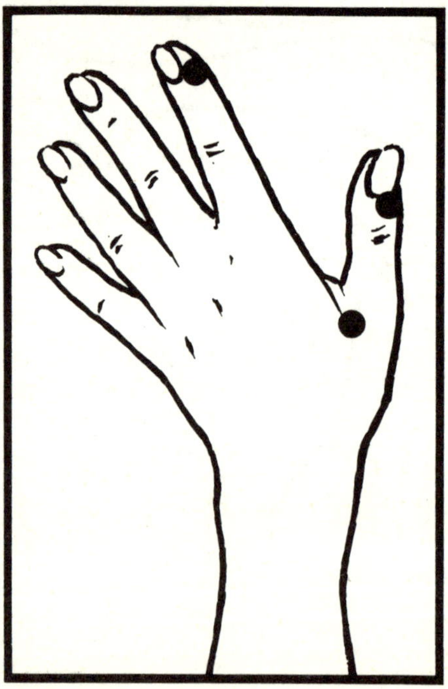

Obwohl die Punkte auf der Hand weit von den Augen entfernt sind, hilft ihre Akupressur gegen die Bindehautentzündung.

hilft. Akupressieren Sie ihn mit dem Daumennagel der anderen Hand. Aber bitte nicht so fest, daß sich der Daumennagel als Rille in der Haut abzeichnet.

Dasselbe gilt für den dritten Punkt an der Hand. Er liegt dicht **neben dem Daumennagel**, ebenfalls auf der **Außen-** und nicht auf der Innenseite.

Diese beiden letzten Punkte finden Sie am besten, wenn Sie den Daumennagel leicht aufsetzen und die Haut hin und her schieben. Dort, wo Sie einen stichartigen leichten Schmerz spüren, ist die richtige Stelle.

In China wird empfohlen, bei einer Bindehautentzündung auch die Punkte auf der Hand so oft wie möglich am Tag zu akupressieren. Zehnmal am Tag sollte man es mindestens tun, damit die Entzündung so rasch wie möglich abklingt.

Hoher Blutdruck

Es ist noch gar nicht so lange her – nur etwa zwanzig bis dreißig Jahre. Damals sagte man über einen zu hohen Blutdruck: leider eine Alterserscheinung. Man kann diesen Krankheitsprozeß zwar verlangsamen und hinauszögern, aber nur in seltenen Fällen rückgängig machen.

Für jene Zeit, die noch nicht einmal ein halbes Menschenalter zurückliegt, stimmte diese Ansicht fast ohne Einschränkung. Ein zu hoher Blutdruck stellte sich ein, wenn sich mit zunehmendem Alter die Schlagadern, die Arterien, verengten. An den Innenwänden der Arterien, die in jungen Jahren dehnbar und elastisch sind, bilden sich nun einmal kalkartige Ablagerungen, wenn man älter wird. Die Arterien werden dadurch nicht nur enger. Sie werden auch steif und brüchig. Das Blut, das früher ohne die geringste Mühe hindurchströmte, muß sich nun mit sehr viel größerer Mühe seinen Weg bahnen. Und das hat einen höheren Blutdruck zur Folge.

Im Grund hat sich während der letzten zwanzig, dreißig Jahre wenig daran geändert. Arteriosklerose – so nennt man dieses Krankheitsbild – ist auch heute noch die häufigste Erkrankung der Arterien im fortgeschrittenen Alter. Und deshalb sind auch heute noch ältere Menschen besonders gefährdet, was einen zu hohen Blutdruck betrifft.

Trotzdem gibt es einen sehr wesentlichen Unterschied zu früher. Heute haben nämlich immer mehr jüngere Menschen einen zu hohen Blutdruck. Menschen, die erst vierzig, dreißig – oder sogar erst zwanzig Jahre alt sind.

Zuerst haben sich die Mediziner gefragt, ob die Verengung der Arterien durch Kalkablagerungen – die Arteriosklerose – zu einer Art Seuche wird. Aber sie kamen sehr schnell dahinter, daß es außer den Kalkablagerungen noch eine andere Ursache für eine Verengung der Arterien und damit für zu hohen Blutdruck gibt. Und zwar eine nervliche.

Nervliche Überbelastungen, denen ja heute auch die jungen Menschen mehr ausgesetzt sind als früher, Streß am Arbeitsplatz und im Privatleben – das alles übt einen starken Reiz auf das vegetative Nervensystem aus. Auf jenes System also, das unserem Willen nicht unterworfen ist, sondern autonom und automatisch arbeitet.

Eine Zeitlang kann der Organismus den Reiz verkraften, ohne daß etwas geschieht. Dann kommt es zu Erscheinungen, die wir alle kennen, die aber noch nicht konkret, die noch nicht so recht faßbar sind. Man ist öfter gereizt und nervös. Man wird fahrig und kann sich nicht mehr so richtig konzentrieren.

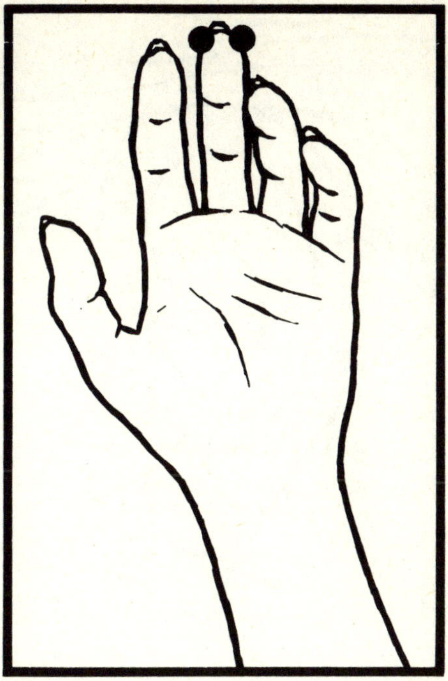

Das Drücken und Ziehen dieser beiden Punkte war in der chinesischen Volksmedizin schon bekannt, bevor die Akupressur wissenschaftlich erforscht wurde.

Schließlich kommt die nächste Stufe. Und dabei zeigen sich bereits faßbare, mit den modernen Geräten der Medizin meßbare organische Veränderungen. Veränderungen, die bei jedem Menschen anders sein können. Der eine bekommt eine Magenschleimhautentzündung, der zweite leidet an Schlaflosigkeit – und der dritte bekommt einen zu hohen Blutdruck, weil die nervlichen Reize seine Arterien in einen dauernden Zustand des Zusammengezogenseins versetzen.

Nun verursacht ein zu hoher Blutdruck keine direkten Schmerzen. Aber wenn er beispielsweise bei einem Vierzigjährigen bereits bei 160 oder 170 liegt, dann kommt es doch zu einer ganzen Reihe von Beschwerden, die nicht nur lästig sind, sondern auch gefährlich werden können. Die Haut ist unnatürlich gerötet. Man spürt das Blut im Hals und in den Schläfen pochen. Man ist von innerer Unrast erfüllt und kommt nicht zur Ruhe. Der Atem geht hastiger als beim gesunden Menschen, und man gerät leichter in Atemnot. Schließlich fängt man an, sein Herz zu spüren. Vor allem in den Ohren scheint es laut und ständig zu pochen. Kein Wunder auch, daß man es spürt. Denn das Herz muß ja erheblich mehr Arbeit leisten, um das Blut durch die verengten Arterien zu pumpen. Mit anderen Worten: es ist überlastet.

Hoher Blutdruck

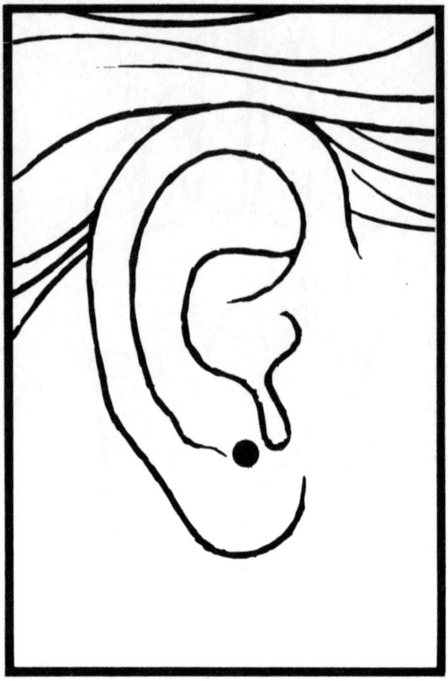

Akupunktur und Akupressur der Ohrläppchen stammt nicht aus dem alten China. Beides ist heute jedoch in die Behandlung aufgenommen worden.

Daß man mit der Akupressur einen zu hohen Blutdruck senken kann, erfuhr ich zum erstenmal durch einen Zufall, und zwar in der thailändischen Hauptstadt Bangkok. Meinem Hotel, dem Hotel Mandarin gegenüber, baute jeden Morgen ein noch junger Chinese eine Art kleine, fahrbare Würstchenbude auf. Nur daß er natürlich keine Würstchen verkaufte, sondern sehr sauber und pikant zubereitete Leckerbissen aus der chinesischen Küche.

Er stand da von morgens bis in die späte Nacht an einer der belebtesten Straßen Bangkoks. Ununterbrochen rasten die Autos auf sechs Spuren im Neunzig-Kilometer-Tempo an ihm vorbei. Er war dauernd eingekeilt in eine unübersehbare Masse von hastenden, schreienden und gestikulierenden Menschen.

Und nun beobachtete ich ihn, wie er in jeder ruhigen Minute seine Mittelfinger zwischen Daumen und Zeigefinger der anderen Hand nahm, fest zudrückte und dann zog.

Schließlich fragte ich ihn, warum er das eigentlich mache. »Oh, Sir, das ist ganz einfach«, erklärte er mir in tadellosem Englisch. »Der Arzt sagt mir, daß ich einen zu hohen Blutdruck habe. Er hat mir Tabletten verschrieben. Aber meine Großmutter in China hatte auch einen zu hohen Blutdruck. Deshalb drückte sie ihre Mittelfinger und zog daran. Sie ist über neunzig Jahre alt geworden. Sie sehen, Sir, chinesische Medizin hilft auch ohne Tabletten.«

Und tatsächlich! Später fand ich in den modernen chinesischen und japanischen Akupressur-Anleitungen zur Selbstbehandlung genau diese Punkte angegeben: Bei zu hohem Blutdruck **erst den linken, dann den rechten Mittelfinger pressen und ziehen**. Dreimal abwechselnd hintereinander. Mindestens fünfmal am Tag.

Aber es sind nicht die einzigen Akupressur-Punkte gegen einen zu hohen Blutdruck. Es gibt auf jeder Körperseite noch drei weitere:

Oberhalb der Ohrläppchen in der Kerbe, die dort zwischen zwei knorpelartigen Wülsten besteht.

In der Kerbe unterhalb der Kniescheiben.

Zwischen Handgelenksfurche und dem oberen Abschluß des Daumenballens.

Bitte **fangen Sie immer auf der linken Körperseite an** und wechseln Sie dann nach rechts hinüber.

Die Punkte im Ohr behandelt man am besten mit dem Nagel von Zeigefinger oder Daumen. Zur Behandlung der Punkte am Knie und am

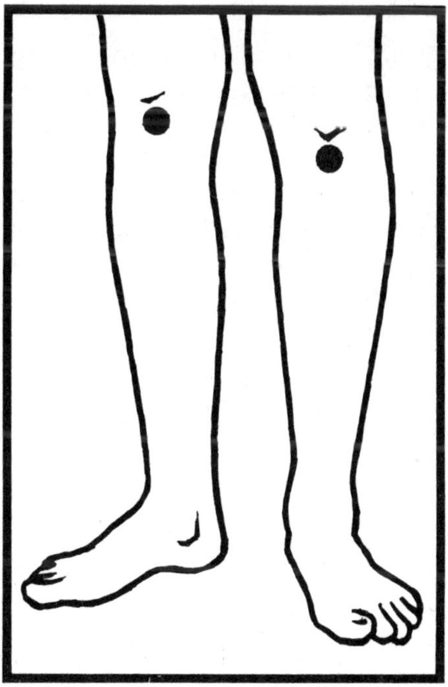

An diesen Stellen wird die Haut leicht hin- und hergeschoben. Die Behandlung kann jedoch auch durch sanftes Klopfen erfolgen.

Hoher Blutdruck

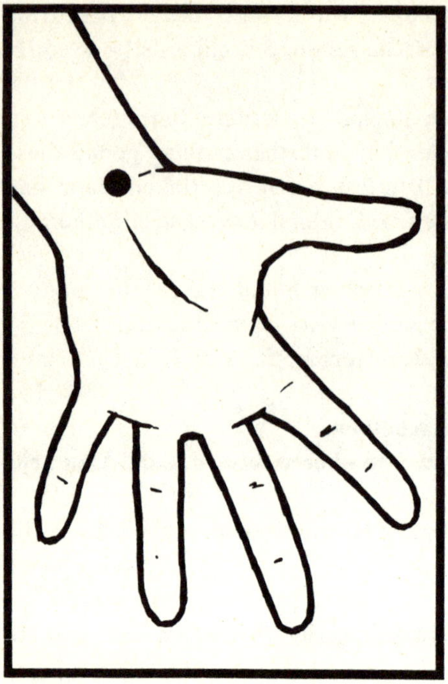

Bei der Behandlung von Punkten im Handgelenk muß man grundsätzlich vorsichtig sein. Man darf nur schwachen Druck ausüben.

Handgelenk legen Sie am besten den gestreckten Mittel- oder Zeigefinger auf die betreffenden Stellen. Verschieben Sie nun die Haut gegen ihre Unterlage hin und her.

Fester Druck und festes Ziehen sind nur bei den Mittelfingern erlaubt. Die übrigen Punkte dürfen nur leicht akupressiert werden. Denken Sie daran, daß sich vielleicht doch schon arteriosklerotische Ablagerungen gebildet haben. Jeder starke Druck würde die Arterien dann nur noch mehr belasten. Jeder leichte Druck aber regt zu einer besseren Tätigkeit an.

Niedriger Blutdruck

Sie mögen es vielleicht nicht glauben, aber es ist so: Über den Blutdruck, der uns alle so sehr interessiert, wird unheimlich viel Unsinn geredet.

Man sagt allgemein, der Blutdruck soll hundert plus das eigene Alter betragen. Bei einem Vierzigjährigen also 140, bei einem Zwanzigjährigen 120. Sobald dieser Wert bei einer Messung mal nicht stimmt, geraten viele Menschen in Aufregung. Sie denken: jetzt bin ich krank.

Sehr oft aber stimmt das überhaupt nicht. Denn auch die Regel »hundert plus das eigene Alter« ist nur ein grober Anhaltspunkt. Manche Menschen werden mit einem »normalerweise« viel zu hohen Blutdruck hundert Jahre alt. Und was den zu niedrigen Blutdruck angeht, von dem man immer sagt, er sei die beste Lebensversicherung: Viele Menschen, die sich auf ihren zu niedrigen Blutdruck verlassen, sterben trotzdem verhältnismäßig früh.

Bitte erschrecken Sie jetzt nicht. Im großen und ganzen ist es nach den Erfahrungen der Ärzte wirklich besser, einen etwas zu niedrigen als einen etwas zu hohen Blutdruck zu haben. Es ist auch nicht weiter schlimm, wenn der Blutdruck hin und wieder regelrecht nach unten sackt. Während des Schlafes und morgens kurz nach dem Aufstehen ist er sowieso niedriger als sonst. Auch bei einem Schock kann er entweder plötzlich in die Höhe schießen oder tief nach unten sinken.

Bedenklicher wird es erst, wenn der Blutdruck dauernd zu niedrig ist und wenn das zu Beschwerden führt. Zu Beschwerden wie ständiger Müdigkeit und Herzklopfen. Auch bei Menschen, die sich nicht richtig konzentrieren können oder leicht schwindlig werden, kann es an einem zu niedrigen Blutdruck liegen. Der Blutdruck ist dann bereits so niedrig, daß vor allem das Gehirn nicht mehr genügend durchblutet wird. Deshalb werden diese Menschen auch leicht ohnmächtig. Sie bücken sich, oder sie heben eine zu schwere Last – und innerhalb von Sekunden verlieren sie das Bewußtsein.

Natürlich kennt die westliche Medizin Medikamente, mit denen der Blutdruck angehoben werden kann. Aber vielfach werden diese Medikamente nicht vertragen. Der Blutdruck steigt zwar, doch dafür stören die Tabletten die Verdauung.

Auch mit der Akupressur kann man einen zu niedrigen Blutdruck anheben – und zwar ohne Tabletten.

Die wichtigste Stelle, die jeder ohne Schwierigkeiten an sich selber behandeln kann, ist der Hinterkopf. Legen Sie einfach die rechte oder linke **Handfläche leicht auf den Hinterkopf**. Dann drücken Sie fünfmal hintereinander fest zu. Und führen Sie diese Behandlung dreimal am Tag durch.

Nach chinesischen Statistiken hat es sich am besten bewährt, wenn die Akupressur des Hinterkopfes direkt nach den Mahlzeiten gemacht wird. Aber bitte regelmäßig. Denn es braucht seine Zeit, bis man einen zu niedrigen Blutdruck auf ein normales Maß bringt.

Auf keinen Fall sollte man sich den Hinterkopf akupressieren, wenn man gerade ärgerlich, böse oder aufgeregt ist. Denn diese seelischen Vorgänge sorgen von selber dafür, daß der Blutdruck ansteigt. Und sei es auch nur für eine kurze Zeit.

Der nächste wichtige Punkt liegt auf der **Innenseite der Unterschenkel**. Setzen Sie sich bitte in einen Sessel, der bequem ist. Jetzt legen Sie den rechten Fuß auf das linke Knie. Dann die linke Hand so auf den rechten Unterschenkel, daß Sie mit dem kleinen Finger so eben noch den inneren Knöchel spüren. Neben dem kleinen Finger liegen der Ring-, der Mittel- und der Zeigefinger, nicht aber der Daumen. Mit ihm fassen Sie um den Unterschenkel herum.

Nun brauchen Sie nur noch den rechten Zeigefinger zu nehmen und

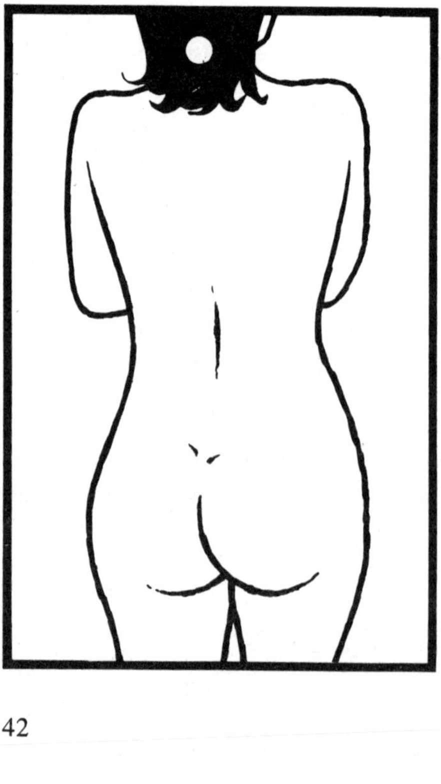

Männer haben es leichter, diesen Punkt am Hinterkopf zu finden. Bei kurzgeschnittenem Haar befindet er sich direkt am Haaransatz.

direkt neben dem linken Zeigefinger zu akupressieren. Drücken Sie fest zu. Dreimal sofort hintereinander. Sie werden spüren, daß sich an dieser Stelle wieder ein sehr druckempfindlicher Punkt befindet. Es ist genau der richtige.

Ich weiß, dieses Hin und Her von links und rechts klingt etwas kompliziert. Aber probieren Sie es in Ruhe und ganz langsam hintereinander aus. Wenn Sie den richtigen Punkt erst einmal gefunden haben, stellen Sie fest, daß es ganz einfach ist.

Die Akupressur dieses Punktes gegen einen zu niedrigen Blutdruck muß immer an beiden Unterschenkeln durchgeführt werden. Ob erst rechts und dann links oder umgekehrt, ist unwesentlich. Nur muß auch diese Behandlung regelmäßig gemacht werden: dreimal pro Tag jeweils dreimal jeden Unterschenkel akupressieren.

Als dritte Stelle hilft ein Punkt, der an der **Innenseite des kleinen Fingers dicht neben dem Fingernagel** liegt. Er ist sehr leicht zu finden, weil er druckempfindlich ist. Sie brauchen die Umgebung des Nagels nur leicht mit dem Daumennagel abzuklopfen. Sie spüren dann, daß es an einem ganz bestimmten Punkt etwas weher tut als direkt daneben. Das ist der Punkt, den Sie akupressieren müssen. Bitte auch hier wieder dreimal

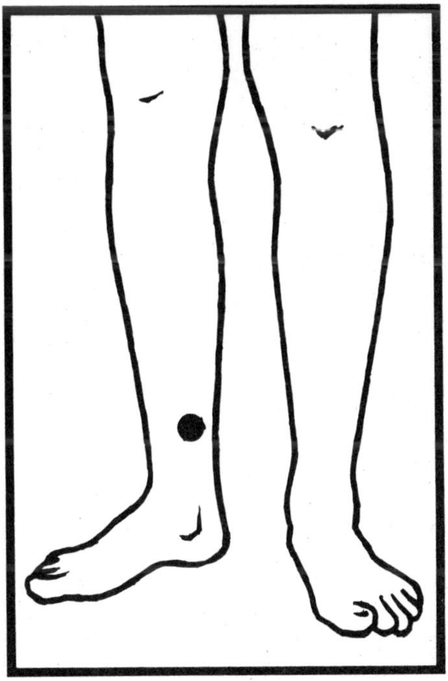

Der Punkt gegen zu niedrigen Blutdruck am Unterschenkel reagiert besonders druckempfindlich.

kurz hintereinander und dreimal am Tag. Und auf keinen Fall zu fest. Ein leichter bis mittelstarker Druck reicht vollkommen aus.

Wie lange es dauert, bis man durch die Akupressur einen zu niedrigen Blutdruck normalisiert hat, das ist bei jedem Menschen anders. Aber es gibt eine Möglichkeit, den Erfolg zu kontrollieren.

Jeder weiß doch von sich selber, wie lange bei ihm eine Wunde braucht, um zu verheilen. Etwa so lange muß auch die Akupressur angewendet werden. Bei dem einen also länger, beim anderen kürzer, denn auch die Zeit der Wundheilung ist bei jedem anders.

Fragen Sie mich jetzt bitte nicht, wieso da Zusammenhänge bestehen. Die Wissenschaft weiß es nicht, sie kann keine Antwort darauf geben, sondern nur bestätigen, daß es diesen Zusammenhang erfahrungsgemäß tatsächlich zu geben scheint.

Sollte sich wider Erwarten kein Erfolg einstellen, dann lassen Sie sich bitte gründlich untersuchen. Denn in diesem Fall könnte es unter Umständen sein, daß Sie an einer Drüsenstörung oder an einem Kreislaufschaden leiden, die erst behoben werden müssen.

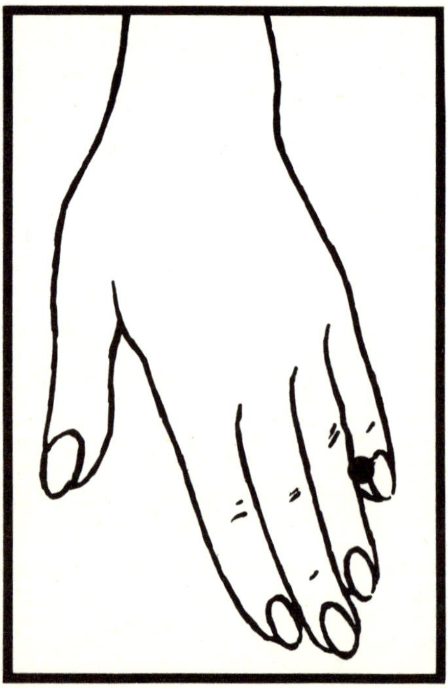

Am besten ist dieser Punkt mit dem Daumennagel derselben Hand zu erreichen.

Brechreiz

Es gibt ein rund dreitausend Jahre altes Buch über die chinesische Heilkunde. Es heißt: »Die inneren Meridiane«. Darin steht: »Zur Heilung von Krankheiten sind Nadelsteine geeignet.«

Vor knapp zweitausend Jahren schrieb ein chinesischer Arzt namens Xu Shen ein Buch und erwähnte: »Nadelsteine sind Steine zur Behandlung von Krankheiten.«

Damals in grauer Vorzeit hat man also Steine genommen, um sie auf bestimmte Hautpunkte zu drücken. Man weiß heute, daß diese Steine vorher zugespitzt wurden.

Nach den Steinen wurden neue Materialien entdeckt. Knochen, die man zuspitzen konnte. Bambussplitter, die ebenfalls spitz waren. Getrocknete Kräutermischungen, die im Feuer erhitzt und dann auf die Haut gelegt wurden.

Wie es im Laufe der Zeit weiterging, schildert Dr. Fu Wei Kang von der Hochschule für chinesische Medizin in Shanghai. Er sagt: »Nach Erfindung des Metallgießens wurden Nadeln aus Kupfer, Eisen, Silber, Gold und Stahl verwendet.«

Heute sagt man in China: Warum mit Gold? Warum mit Silber oder Edelstahl? Die eigenen Hände können in vielen Fällen das gleiche Ergebnis erzielen. Die Erfahrung hat es doch gezeigt.

Die Erfahrung hat es besonders gezeigt, wenn es um eine typische Kinderkrankheit geht. Jede Mutter kennt es, daß ihr Kind zu ihr kommt und behauptet, sich gleich erbrechen zu müssen. Es passiert morgens nach dem Aufstehen, kurz vor dem Gang zur Schule, vor dem Mittagessen, bei den Schularbeiten oder vor dem für die ganze Familie vorgesehenen Spaziergang am Abend.

Was Brechreiz und Erbrechen ist, steht klar und deutlich in den medizinischen Fachbüchern. Es ist das krampfartige Ausstoßen des Mageninhalts durch die Speiseröhre nach oben. Man fühlt sich übel und miserabel. Aber wie kommt es dazu?

Da gibt es einmal das Erbrechen bei der Reisekrankheit, wissenschaftlich Nausea genannt. Jeder vierte bis fünfte hat zu Beginn einer Reise das Gefühl von Übelkeit. Und bei Kindern tritt es besonders häufig auf.

Zu Brechreiz kommt es natürlich auch, wenn man sich den Magen verdorben oder zum Beispiel durch Alkohol vergiftet hat. Ebenso kommen ein zu hoher Druck im Gehirn oder ein Darmverschluß als Ursache in Frage.

Brechreiz

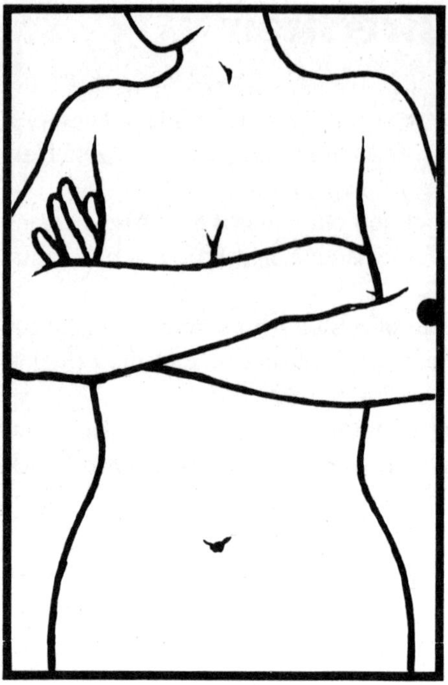

Wie in den meisten Fällen, so wird auch dieser Punkt nicht nur links, sondern auch am rechten Arm akupressiert.

Bei Kindern haben Brechreiz und Erbrechen sehr oft psychische Gründe. Ein Kind empfindet Widerwillen gegen bestimmte Speisen. Es ärgert sich, weil es zu spielen aufhören soll. Es hat plötzlich Angst vor der Schule, weil es genau weiß, daß an diesem Tag eine Klassenarbeit geschrieben werden soll.

Es existieren Dutzende von Mitteln und Mittelchen gegen diese Art von Brechreiz: nervenberuhigende Medikamente, Vitamin B 6, Antihistamine und etwas, das als Ceroxalat-Komplexverbindung bezeichnet wird. Die einen raten bei Brechreiz zu Milch oder Buttermilch. Die anderen zu Weißbrot, fester Kost oder Schokolade oder Zucker oder Mehl.

Eine solche Vielzahl gegen ein Leiden verrät immer Unsicherheit. Man weiß nicht so recht, was man eigentlich tun soll. Also versucht man mal dieses und mal jenes. Wenn es hilft, hat man Glück gehabt. Wenn es nicht hilft, muß man eben etwas anderes ausprobieren.

In der Akupressur ist diese Unsicherheit nicht vorhanden. Das Gesundheitsamt der chinesischen Provinz Hopei hat die Erfahrungen aus vielen anderen Provinzen gesammelt. Und siehe da, es stimmte alles überein, und es handelte sich nur um drei Stellen, die akupressiert werden müssen.

Die erste findet man am Ellenbogen. Erst werden die Arme leicht angewinkelt. Auf der Außenseite der Arme sieht man dann die Ellenbogenfalte. Der richtige Punkt liegt genau in der **Mitte zwischen dem Ende dieser Falte und dem Ellenbogenknochen**. Drücken Sie die Haut fest gegen den Knochen, den Sie hier spüren. Am besten mit dem Daumen der anderen Hand. Schieben Sie die Haut gegen den Knochen einige Male hin und her.

Die zweite Stelle befindet sich auf der **Innenseite des Handgelenks**. Zwei Fingerbreit oberhalb der Stelle, wo der Puls gefühlt wird. Bitte hier nur mit leichtem Klopfen akupressieren.

Der dritte Punkt liegt direkt **unterhalb der Kniescheibe**. Allerdings nicht in der Mitte des Beines, sondern ein bißchen **nach außen**. Sie finden ihn leicht. Denn wenn Sie in der Mitte anfangen zu tasten und nach außen gehen, finden Sie eine kleine Mulde. Genau dort ist es richtig. Drei- bis fünfmal fest zudrücken, das genügt in den meisten Fällen.

Die Akupressur gegen Brechreiz sollte bei den allerersten Anzeichen eines Anfalles durchgeführt werden. Dabei muß man natürlich Rücksicht nehmen auf die allgemeine Konstitution eines Kindes. Bei zarten und kleinen Kindern also leichter akupressieren. Bei robusten und älteren Kindern ruhig fest zudrücken.

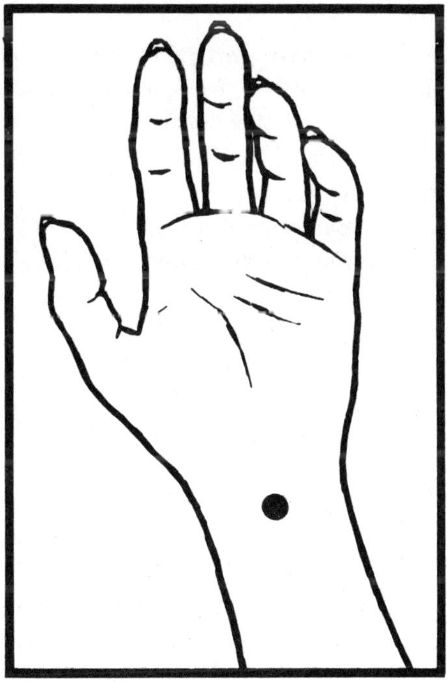

Mit dem Punkt im Handgelenk muß man besonders bei kleinen und schwachen Kindern vorsichtig sein.

Brechreiz

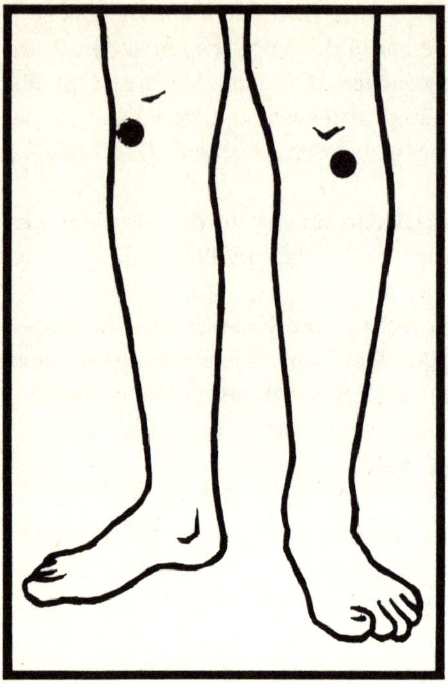

Um den Punkt unterhalb der Kniescheibe zu finden, muß man von der Mitte des Beins ein wenig nach außen gehen.

Akupressiert werden in diesem Fall immer beide Körperseiten, also links und rechts. Es spielt dabei keine Rolle, auf welcher Seite man anfängt.

Wenn ein Kind häufiger zu Brechreiz neigt, sollte nicht nur direkt vor einem Anfall akupressiert werden, sondern regelmäßig einmal am Tag. Auch dann, wenn das Kind sich völlig normal verhält. Das dient nicht der Bekämpfung eines akuten Anfalles – aber es wirkt vorbeugend.

Depressionen

Es gibt Tage, an denen man die Welt nur düster, grau in grau und schwarz in schwarz sieht. Man sagt sich: Heute geht alles schief. Ich habe einen schlechten Tag. Was ich anfange, endet bestimmt mit einer Katastrophe. Überall mache ich Fehler. Der Chef wirft mich raus, wenn er es merkt. Und nach Feierabend bekomme ich garantiert dazu auch noch privaten Ärger.

Ich glaube, daß jeder von uns hin und wieder einen solchen Tag erlebt. Man fühlt sich niedergeschlagen, ohne daß ein besonderer Grund vorliegt. Man begegnet seinen Mitmenschen mit Mißtrauen, obwohl sie gar keinen Anlaß dazu gegeben haben. Es fehlt einem an Willenskraft, und eigentlich hat man zu überhaupt nichts Lust.

Sie sagen jetzt wahrscheinlich: Nun ja, diese Tage gibt es, und da kann man nichts machen. Außerdem ist es nicht weiter tragisch. Am nächsten Tag sieht die Welt wieder freundlicher aus.

Die Ärzte sehen das allerdings anders. Sie sprechen von psychischen Störungen und von beginnenden Depressionen. Sie zitieren wissenschaftliche Untersuchungen und weisen darauf hin, daß jeder dritte gelegentlich unter depressiven Stimmungen zu leiden hat. Und das nicht nur – wie früher – vorwiegend ältere und vereinsamte Leute, sondern immer mehr jüngere Menschen.

Leider stimmt es, was die Ärzte sagen. Depressionen sind heute zu einer Art Seuche geworden, die sich niemand so recht erklären kann. Wir quälen uns mit negativen Gedanken und wissen selber nicht genau, warum wir das eigentlich tun. Denn einen konkreten Anlaß haben wir nicht.

Welche Bedeutung depressive Stimmungen haben, kann man am steigenden Verbrauch der entsprechenden Medikamente ablesen. Von Jahr zu Jahr werden immer mehr sogenannte Psychopharmaka verkauft. Tabletten, Dragées, Pillen und Tropfen, die Depressionen bekämpfen und dafür gute Laune herbeizaubern sollen.

Die Ärzte warnen vor diesen Mitteln. Sie sagen: wenn sie eine Zeitlang eingenommen werden, dann wird man abhängig davon, man wird süchtig wie nach Alkohol, Nikotin oder Rauschgift.

In China werden die Psychopharmaka erst gar nicht verordnet. Das heißt, sie bleiben den schweren Fällen vorbehalten, in denen wirklich nur Medikamente helfen können. Erfahrungsgemäß aber sind das die wenigsten. In den meisten Fällen einer Depression kann man sich durch Akupressur ohne Tabletten selber helfen. Und zwar nach dem aus China stammenden Ausspruch: Der richtige Druck der Hände und Finger bringt die Quellen des Lebens zum Fließen.

Der wichtigste Punkt *gegen* Depressionen und *für* eine gute Laune befindet sich oberhalb der Leber, also **auf dem rechten Oberbauch**. Behandeln Sie diesen Punkt gleich morgens nach dem Aufwachen, wenn Sie noch im Bett liegen. Legen Sie sich die flache Hand auf den rechten Oberbauch und drücken Sie zehn- bis fünfzehnmal kurz und fest zu.

Manche Menschen empfinden bei der Akupressur dieser Stelle einen dumpfen bis stechenden Druck. Das ist immer ein Anzeichen für eine Erkrankung der Leber. Eine Erkrankung, von der man bisher vielleicht noch gar nichts gewußt hat. Bitte gehen Sie möglichst umgehend zum Arzt und lassen Sie Ihre Leber gründlich untersuchen, wenn Sie diesen Druckschmerz spüren. Die Akupressur für gute Laune brauchen Sie trotzdem nicht abzubrechen. Aus China gibt es sogar Berichte, nach denen eine auf diese Art entdeckte Leberstörung durch Akupressur geheilt wurde.

Die nächsten Punkte, über die man Depressionen bekämpfen kann, liegen **neben den Nägeln der beiden Mittelfinger**. Man findet sie automatisch, wenn man mit dem Daumen gegen die Mittelfinger klopft. Bitte so fest wie möglich klopfen, etwa fünfmal hintereinander. Auch diese Aku-

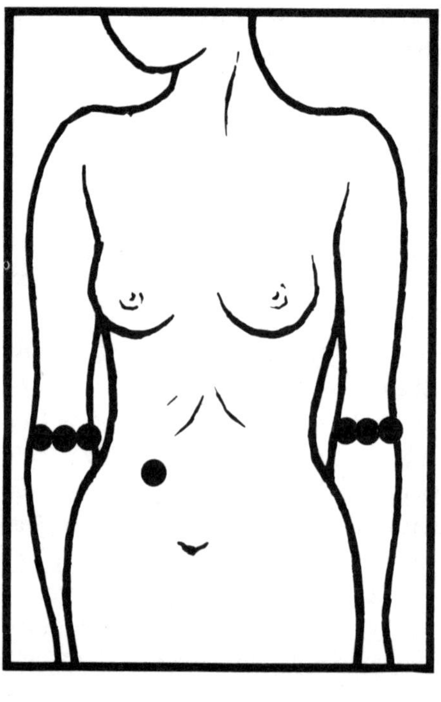

Der wichtigste Punkt gegen Depressionen liegt oberhalb der Leber. Die Punkte in den Ellenbeugenfalten wirken unterstützend.

pressur führt man am besten gleich morgens nach dem Aufwachen durch. Man kann sie während des Tages beliebig oft wiederholen.

Für die nächsten Punkte braucht man fremde Hilfe. Setzen Sie sich bitte auf einen Hocker und machen Sie einen leichten Katzenbuckel. Die Arme müssen locker nach unten hängen, und die Rückenmuskulatur muß völlig entspannt sein.

In dieser Haltung sind auf dem Rücken die Schulterblätter leicht zu ertasten. Auf **die inneren Ränder dieser Schulterblätter** kommt es an. Beide Hände drauflegen und fünfmal hintereinander akupressieren. Der Druck sollte nur mittelstark sein. Auch diese Behandlung kann mehrmals am Tag durchgeführt werden.

Schließlich folgen noch einige Punkte auf den Armen. Genauer gesagt: auf den Innenseiten der Arme. Zuerst akupressieren Sie bitte **die gesamte Ellenbogenfalte**. Die Falte also, die sich bildet, wenn die Arme etwas angewinkelt werden. Am besten fängt man links an und wechselt nach fünfmaligem Druck zum rechten Arm.

Zum Schluß werden die **Handgelenke** akupressiert – dort, **wo auch der Puls gefühlt wird**. Am einfachsten geht das mit dem Daumen der anderen Hand. Sie brauchen bloß um das Handgelenk herumzugreifen. Aber bitte

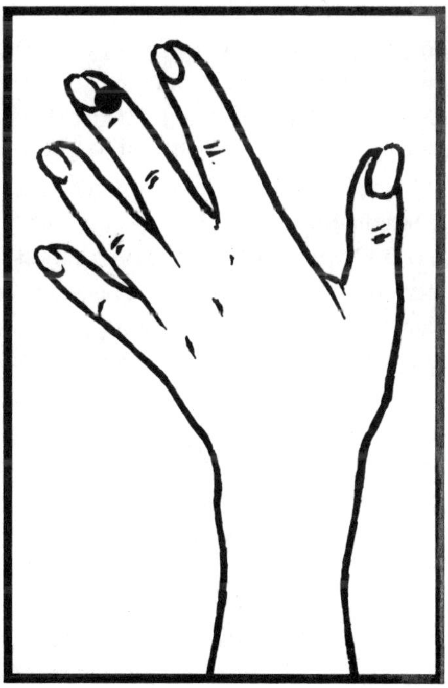

Auch vom Mittelfinger aus kann man mit der Akupressur auf die Psyche einwirken.

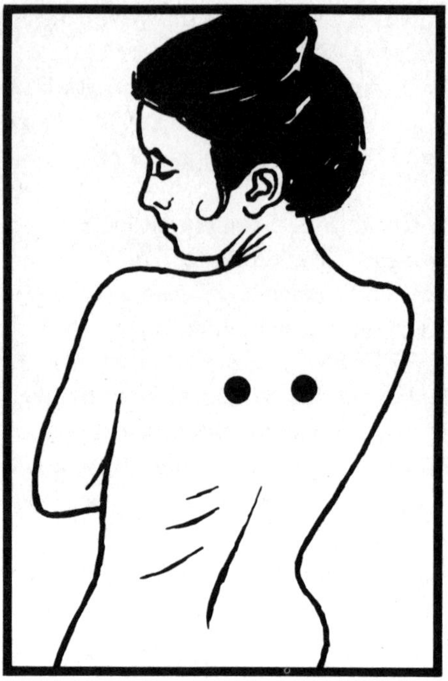

Die meisten Menschen sind nicht gelenkig genug, diese Punkte auf dem Rücken zu erreichen. Sie können aber auch von einem Helfer akupressiert werden.

nur zwei- bis dreimal kurz und nicht zu fest zudrücken. Denn die Akupressur dieser Punkte hat eine sehr starke Wirkung. Sie regt den Kreislauf an, und sie kann auch den Herzschlag beschleunigen. Menschen mit einem schwachen Herzen sollten deshalb besonders vorsichtig sein und auf die Akupressur dieser Punkte sogar verzichten, wenn sie dabei Herzklopfen bekommen.

Zu kleinen Zwischenfällen kann es bei der Akupressur ebenso wie bei der Akupunktur kommen. Das sollte jeder wissen, der sich selber behandelt. Schwindelgefühle können sich einstellen. Es kann Schweiß ausbrechen. Es flimmert plötzlich vor den Augen, und es wird einem auf einmal übel.

Das klingt gefährlich, ist aber vollkommen harmlos. Denn letzten Endes zeigt es nur, daß der Organismus auf die Akupressur reagiert, daß eine Umstellung begonnen hat.

Man legt sich einen Augenblick hin, entspannt alle Muskeln und schließt die Augen. Außerdem gibt es einen Punkt, den man bei allen derartigen Zwischenfällen akupressieren kann: die Hautfurche zwischen Nase und Oberlippe. Legen Sie den Mittelfinger in diese Hautfurche und drücken Sie die Haut fest gegen die Zähne. Meistens empfindet man dabei

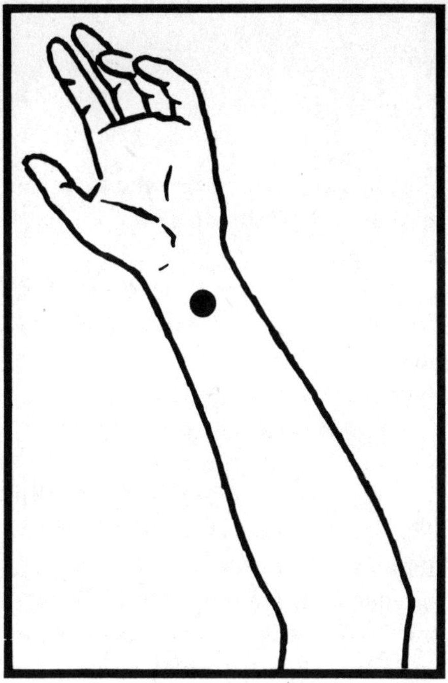

Der Punkt im Handgelenk hat eine sehr starke Wirkung auf den Kreislauf. Er kurbelt ihn an.

ein etwas unangenehmes Gefühl. Akupressieren Sie trotzdem weiter. Sie werden sehr bald feststellen, daß die Begleiterscheinungen aufhören. Shui-gu, so heißt diese Akupressurstelle auf Chinesisch. Aber fragen Sie mich bitte nicht, was dieser Begriff bedeutet. Denn eine richtige Übersetzung gibt es nicht. Wahrscheinlich ist die Bezeichnung Tausende von Jahren alt, und niemand kann sich an den Ursprung erinnern.

Eingeschlafene Arme und Hände

Seltsam: So viel medizinische Literatur es auch gibt – in den gängigen und anerkannten Nachschlagewerken vermißt man immer wieder ganz wichtige Dinge.

Nehmen wir zum Beispiel das Einschlafen von Armen und Händen. Unzählige Menschen leiden darunter, daß ihnen die Arme und Hände einschlafen. Erst kribbelt es, dann friert man, und schließlich stellt sich ein Gefühl der Taubheit ein.

Das ist ein Zustand, der – streng medizinisch gesehen – keine Krankheit ist. Es ist höchstens die Folge einer Krankheit. Und deshalb kann man es in all den vielen klugen Büchern höchstens als Nebensymptom unter den Stichworten »Niedriger Blutdruck«, »Konstitutionsschwäche«, »Kreislaufkrankheiten« oder »Herzleiden« finden. Nirgends aber findet man, was man dagegen tun kann. Es heißt immer nur, daß man zum Arzt gehen soll. Der allerdings steht meistens auch etwas hilflos vor der Frage, wie man das lästige Einschlafen von Armen und Händen beseitigen könnte. Er sucht nach der tieferen Ursache. Ein Unterfangen, das Jahre dauern kann. Ich kenne Menschen, die mir gesagt haben: »Nach zwanzig Jahren stellte sich endlich heraus, daß mir die Hände immer einschlafen, weil mit meinen Drüsen etwas nicht stimmt.«

Die chinesische Akupressur will und kann auch die tieferen Ursachen nicht beseitigen. Aber sie kann das Leiden erträglich machen. Sie kann das Kribbeln und das Gefühl der Kälte und der Taubheit beseitigen.

Der wichtigste Punkt, den man behandeln muß, liegt auf der **Innenseite des Handgelenks**. Jeder weiß aus eigener Erfahrung, wo ihm der Arzt den Puls fühlt. Das ist der erste Anhaltspunkt, um die richtige Stelle zu finden. Man braucht nämlich nur zwei Querfinger weiter nach oben zu gehen. Dort befindet er sich: der Kardinalpunkt auf dem Meridian der Lunge. Er wird nicht nur in der Akupressur, sondern auch in der Akupunktur behandelt, wenn irgendwelche Stauungen vorhanden sind. Und um Stauungen handelt es sich ja, wenn Arme und Hände einschlafen. Das Blut wird daran gehindert, bis in die kleinsten Gefäße in der Haut vorzudringen – aus welchem Grund auch immer. Sei es, daß der Blutdruck zu niedrig ist, oder sei es, daß die Blutgefäße durch arteriosklerotische Ablagerungen, also durch Verkalkung, so eng geworden sind, daß das Blut nicht mehr ungehindert hindurchströmen kann.

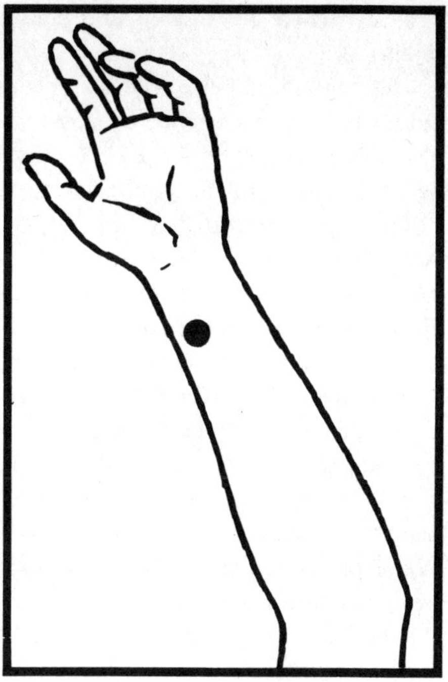

Zwei Querfinger oberhalb der Stelle, wo der Arzt den Puls fühlt – hier liegt der richtige Punkt.

Der Punkt oberhalb des Handgelenks ist druckempfindlich wie die meisten Akupressurpunkte. Mit dem Daumen findet man ihn am leichtesten. Aber wenn man ihn gefunden hat, sollte man ihn nur kurz drücken und pressen. Es geht nämlich eine sehr starke Wirkung von ihm aus.

Den zweiten Punkt finden Sie auf der **Innenseite der Unterschenkel**. Er liegt oberhalb der Fußknöchel, genau vier Fingerbreiten von ihm entfernt. Um den Abstand vom Knöchel zu messen, muß man übrigens immer die eigenen Hände beziehungsweise die eigenen Finger nehmen. Denn jeder Mensch hat ja seine eigenen Maße. Ein großer und schwerer Mann, der körperlich hart arbeitet, hat in der Regel ziemlich dicke Finger. Es wäre unsinnig, wenn er die Punkte bei einer kleinen, schmalen und zierlichen Frau suchen würde. Bei den Punkten oberhalb der Knöchel würde er viel zu hoch kommen.

Den dritten Punkt allerdings kann man nicht selber finden und auch nicht selber behandeln, weil er oben auf dem Rücken liegt. Hier braucht man fremde Hilfe. Aber die Natur hat es so klug eingerichtet, daß man diesen Punkt auch ohne die eigenen Fingermaße finden kann. Man braucht nämlich nur zu zählen – und zwar die Rippen, die man unter der Haut ohne Schwierigkeiten ertastet. Der Punkt ist wieder doppelt vorhanden: **Zwischen der siebten und achten Rippe, dicht neben der Wirbelsäule**.

Man muß ein bißchen vorsichtig sein mit diesem Punkt. Auf der einen Seite hat er hervorragende Eigenschaften. Sein Einfluß auf den gesamten Kreislauf ist sehr groß. Er kurbelt ihn an, und zwar auf eine ganz bestimmte Art und Weise. Lassen Sie es mich erklären:

Die meisten Menschen und auch viele Mediziner denken bei der Ankurbelung des Kreislaufs immer nur an die arterielle Durchblutung. Sie sagen sich, daß sie erst einmal die Herztätigkeit anregen müssen. Das Herz pumpt dann mehr frisches arterielles Blut in die Organe, und dann kommt der Kreislauf schon in Schwung.

Was aber nutzt das vermehrte frische Blut, wenn das verbrauchte venöse Blut nicht gleichzeitig in entsprechender Menge zum Herzen zurückfließt? Nichts – überhaupt nichts!

Im Gegenteil. Es bildet sich logischerweise ein Rückstau. Das Herz pumpt und pumpt. So weit, so gut. Aber das arterielle Blut stößt auf den Widerstand des venösen Blutes. Also muß doch erst einmal dafür gesorgt werden, daß das venöse Blut zum Herzen zurückströmt und Platz macht.

Sehen Sie, genau das kann man mit den beiden Punkten auf dem

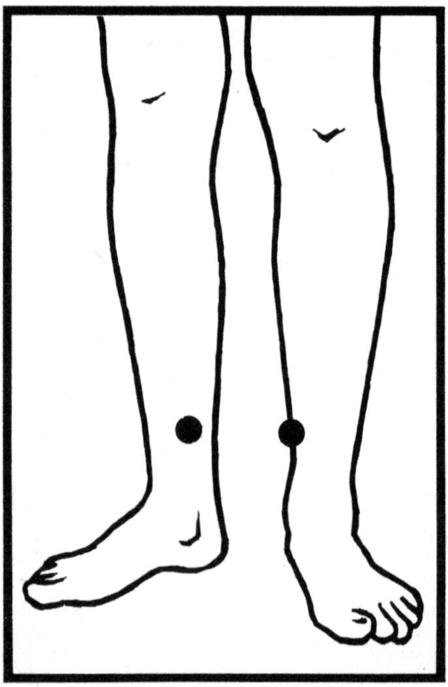

Um den richtigen Abstand von den Knöcheln zu finden, muß man beim Messen immer die eigenen Hände nehmen, weil jeder seine eigenen Maße hat.

Rücken erreichen. Erst Platz schaffen. Dann fließt das frische Blut von selber nach. Und dann schlafen auch die Arme und Hände nicht mehr ein.

Aber, wie gesagt, man muß vorsichtig sein mit diesen Punkten. Die Wirkung kann so stark sein, daß der Patient einen Kreislaufzusammenbruch bekommt. Wenn er sehr heftig reagiert, gerät auf einmal alles durcheinander. Es geht zwar immer – und das möchte ich betonen: Es geht immer nach kurzer Zeit wieder vorbei, meistens schon nach ein, zwei Minuten. Aber es ist doch unangenehm, und deshalb sollte man es vermeiden, diesen Punkt zu stark zu behandeln. Ein ganz leichtes Klopfen mit der Fingerkuppe genügt völlig. Und es genügt auch, morgens und abends nur drei- bis fünfmal zu klopfen.

Man spürt vielleicht nichts Besonderes dabei, denn der Punkt ist nicht sonderlich druckempfindlich. Aber man muß sich vergegenwärtigen, daß sich das leichte Klopfen als Reiz nach innen fortpflanzt. Dort entfaltet der Reiz seine Wirkung langsam und schonend.

Wer bei jeder kleinen Aufregung, bei jedem bißchen Ärger gleich umkippt, sollte die Punkte auf dem Rücken nicht behandeln, sondern sich auf die anderen beschränken. Sie genügen, um das Einschlafen von Armen und Händen zu verhindern.

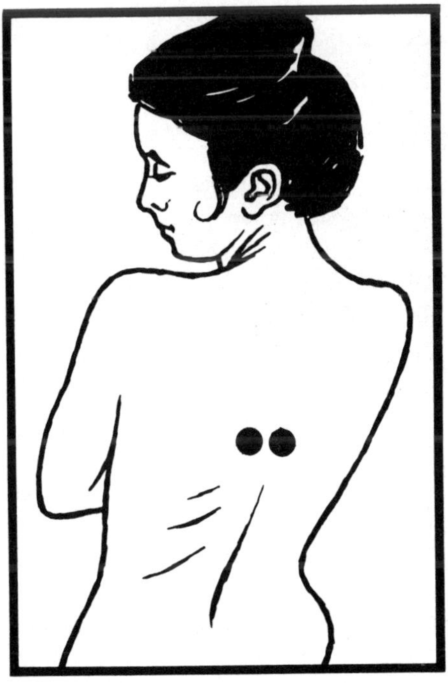

Die Punkte auf dem Rücken sorgen dafür, daß angestautes venöses Blut zum Herzen zurückfließt.

Schmerzende Fingergelenke

Es ist kein Geheimnis, daß es in der Medizin die unterschiedlichsten und widersprüchlichsten Ansichten und Standpunkte gibt. Manche Ärzte behandeln vorwiegend die Symptome ihrer Patienten. Wenn jemand Rükkenschmerzen hat, dann wird der Rücken behandelt. Klagt ein anderer über Bauchweh, dann bekommt er Tabletten oder Tropfen für Magen und Darm.

Viele Ärzte aber mißtrauen dieser Methode. Sie sagen zum Beispiel: Rückenschmerzen sind noch längst kein Anzeichen für ein Rückenleiden. Es kann sich auch um etwas ganz anderes handeln. Deshalb interessiere ich mich nur am Rande für die Schmerzen meiner Patienten. In erster Linie verlasse ich mich auf die klinische Diagnose.

Die Akupressur, die leicht erlernbar ist und die jeder zu Hause oder wo auch immer selber durchführen kann, hat ein bißchen von beiden Standpunkten. Sie entspricht hier der chinesischen Mentalität. Die Chinesen sagen ungern: entweder – oder. Sie versuchen vielmehr immer, das Gute von der einen Seite mit dem Guten von der anderen Seite zu verbinden.

So behandelt man bei der Akupressur in den meisten Fällen die Schmerzen erst einmal dort, wo sie auftreten. Man behandelt also das Symptom.

Aber dann sind die Mediziner, die in China die Akupressur entwickelt haben, noch einen Schritt weitergegangen. Um ein Beispiel von vielen zu nennen: Sie haben sich gesagt, daß Kopfschmerzen ihre Ursache oft in einem verdorbenen Magen haben. Folgerichtig haben sie in ihren Katalog der Akupressur-Anweisungen vorsichtshalber einen oder mehrere Punkte eingefügt, von denen aus man die Verdauung günstig beeinflussen kann. Sie ersehen daraus, daß die Akupressur zwar sehr leicht anzuwenden ist, daß sie aber gleichzeitig auf genauen und oft ziemlich komplizierten Überlegungen beruht.

Doch das kennen wir ja nicht nur aus China, sondern auch bei uns im Westen: Hinter vielen Dingen, die einfach zu handhaben sind, verbirgt sich ein kompliziertes gedankliches Gebäude.

Nun gibt es allerdings – und das muß ich immer von neuem betonen – innere Leiden, die so weit fortgeschritten sind, daß die Akupressur sie nicht mehr heilen kann. Aber sie kann auch dann noch die Schmerzen lindern.

Die Frage, wie weit ein Leiden fortgeschritten ist, spielt bei Erkrankungen der Gelenke eine besondere Rolle. Wenn ein Gelenk bereits entartet und verformt ist, kann man mit der Akupressur nur noch die Schmerzen behandeln, aber nicht mehr heilen.

Aber nun sagen auch heute noch die meisten Lehrbücher der westlichen Schulmedizin, man könne einem Gelenkleiden so gut wie überhaupt nicht vorbeugen.

Die Lehrmeister der Akupressur sind da ganz anderer Ansicht. Sie sagen: Rechtzeitig Akupressur – und es kommt gar nicht erst zu einem Gelenkleiden.

Alle Gelenke sind im Prinzip gleich gebaut. Das Ende des einen Knochens hat eine kugelige Form, das Ende des anderen hat eine entsprechende Vertiefung, und so greifen beide Enden ineinander.

Damit sich bei einer Bewegung des Gelenks nicht harter Knochen auf hartem Knochen reibt, sind die Knochenenden mit einem elastischen Knorpelgewebe überzogen. Es wirkt gleichzeitig als Puffer. Denn bei einem Stoß oder bei hoher Belastung gibt es etwas nach.

Umschlossen wird das Ganze von einer Gelenkkapsel aus festen Sehnen. Die Innenseite dieser Kapsel sondert eine fettartige Masse ab, die Gelenkschmiere, die das Gelenk ölt. Aber sie wird nur abgesondert, wenn das Gelenk bewegt wird. Wer wegen einer Krankheit lange Zeit im Bett gelegen hat, weiß das aus eigener Erfahrung. Denn wenn er aufsteht, kann er sich zuerst nur langsam und vorsichtig bewegen, weil die Produktion der Gelenkschmiere erst wieder in Gang kommen muß.

Gelenkleiden werden heute aus unbekannten Gründen immer häufiger. Eine Abnutzungserscheinung ist die Arthrose. Dabei wird der Gelenkknorpel immer weniger. An den Rändern reibt sich Knochen gegen Knochen, und es bilden sich eigenständige Knorpel, die das Gelenk verformen.

Das zweite große Gelenkleiden ist der Gelenkrheumatismus, bei dem die Gelenke anschwellen. Eine Sonderform dieser Krankheit ist das primäre chronische Gelenkrheuma, das langsam und schleichend anfängt. Es tritt besonders oft bei Frauen in den Wechseljahren auf, was auf einen Zusammenhang mit der hormonellen Umstellung während dieser Zeit hinweist. Und es befällt vor allem die kleinen Gelenke – wie zum Beispiel in erster Linie die Fingergelenke.

Ich kenne eine ganze Reihe von Frauen, die über Schmerzen und Steifheit in den Fingergelenken geklagt haben, sobald sie in die Wechseljahre kamen. Wenn man die Akupressur rechtzeitig anwendet, kann man das vermeiden.

Schmerzende Fingergelenke

Man braucht dazu **auf jeder Körperseite nur drei Punkte** zu behandeln. Bei allen Punkten genügt es, sie **täglich zwei bis drei Minuten lang** leicht mit einer Fingerkuppe zu beklopfen. Nur wenn die Schmerzen bereits vorhanden sind, sollte fester gedrückt werden.

Der erste Punkt liegt auf dem Handrücken. Um ihn zu finden, muß man sich ein wenig herantasten. Am besten legt man zunächst eine Fingerkuppe der anderen Hand **zwischen die Knöchel des kleinen Fingers und des Ringfingers**. Wenn man dann auf dem Handrücken etwas nach oben fährt, findet man eine Furche, die etwa zwei Fingerbreit oberhalb der Knöchel ihre tiefste Stelle hat. Dieser tiefste Punkt muß akupressiert werden.

Der zweite Punkt befindet sich auf der **Außenseite der Arme**. Legen Sie die rechte Hand mit ausgestreckten Fingern auf die linke Schulter. Dann suchen Sie mit den Fingerkuppen der linken Hand genau die Mitte zwischen der Spitze des Ringfingers und dem äußersten Ende des Ellenbogenknochens. Der Punkt ist druckempfindlich und deshalb leicht zu finden.

Beide Punkte sind übrigens auch in der Akupunktur bekannt. Bezeichnenderweise werden sie oft nach einem längeren Krankenlager behandelt, weil sie die Produktion der Gelenkschmiere anregen und dafür sorgen, daß man sich schneller wieder normal bewegen kann.

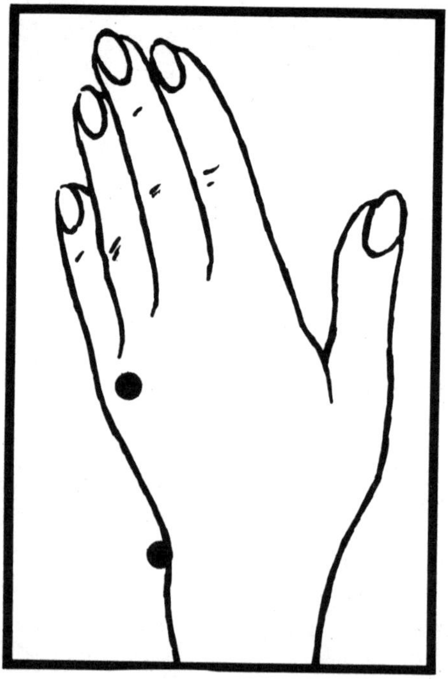

Leichtes Beklopfen mit der Fingerkuppe genügt bei den Punkten, die sich auf dem Handrücken befinden.

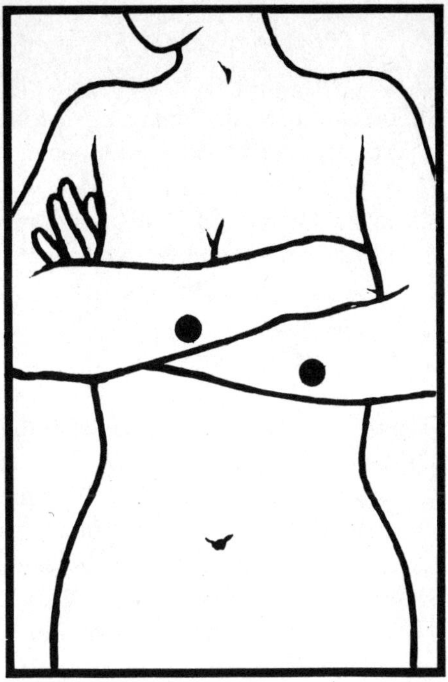

Um diesen Punkt zu finden, muß man sich eine Linie vorstellen, die genau von der Spitze des Ringfingers bis zum Ellenbogen verläuft.

Auch der dritte Punkt gegen Schmerzen in den Fingergelenken ist druckempfindlich. Man tastet, vom kleinen Finger ausgehend, **an der Außenseite der Hand** nach oben. Dort, **wo der Handballen aufhört und das Handgelenk anfängt**, findet man den richtigen Punkt.

Ich sagte, daß man all diese Punkte im normalen Fall nur leicht zu beklopfen braucht. Aber um sie erst einmal zu finden, sollte man ruhig fest drücken. Nach einigen Versuchen hat man sie dann gefunden. Und nach zwei, drei eigenen Behandlungen hat man auch die nötige Übung, um sie nicht mehr erst durch Druck suchen zu müssen.

Von größter Bedeutung bei der Akupressur ist die Regelmäßigkeit. Auf den Plakaten, die man in chinesischen Dörfern und Städten angebracht hat, wird in großen und dicken Schriftzeichen ausdrücklich darauf hingewiesen, daß man nicht aufgeben darf, wenn sich der Erfolg nicht nach wenigen Tagen einstellt. Geduld und Ausdauer sind bei der Akupressur ebenso wichtig wie das Finden der richtigen Punkte.

Schmerzende Füße

Fußbeschwerden sind eine ausgesprochene Zivilisationskrankheit. Volksstämme, die barfuß im Urwald leben, kennen sie nicht.

Aber Schuhe, die mehr der Mode als der Gesundheit dienen, dauerndes Sitzen zu Hause, im Auto oder im Büro, einseitige Belastung durch ständiges Stehen, zum Beispiel als Verkäuferin hinter dem Ladentisch – das bedeutet eine Überbeanspruchung der Füße. Und wenn man nicht eine kerngesunde Veranlagung besitzt, dann führt das über kurz oder lang auch zu Beschwerden.

Die Liste der möglichen Fußbeschwerden ist ziemlich umfangreich. Bei vielen Menschen ist morgens nach dem Aufstehen mit den Füßen noch alles in Ordnung. Im Laufe des Tages aber werden sie schwer wie Blei. Es kribbelt und pocht. Man mag nicht mehr stehen und nicht mehr sitzen.

Die häufigste Ursache für diese Erscheinung sind Durchblutungsstörungen. Das Blut staut sich in den Füßen – deshalb das Gefühl der Schwere. Es überdehnt die Gefäße – daher das Kribbeln und Pochen.

Was auf diese Art und Weise verhältnismäßig harmlos anfängt, kann sich im Laufe der Zeit steigern und immer schlimmer werden. Die Schuhe drücken und die Füße schmerzen. Es ist, als würde man mit Nadeln oder Messern gestochen. Und aus den Füßen strahlen die Schmerzen in die Waden aus, wo es dann zu äußerst quälenden Muskelkrämpfen kommen kann.

Besonders gefährdet sind Menschen, die an einer anatomischen Veränderung der Füße leiden. An einem Spreizfuß, bei dem die Zehen weit auseinandergespreizt sind. Oder an einem Senk- oder Plattfuß, bei dem die Fußsohle nicht leicht nach oben gewölbt ist, sondern flach und platt auf dem Boden liegt.

Wer keine Fußbeschwerden hat, denkt normalerweise nicht viel über seine Füße nach. Sie sind dazu da, daß man stehen und gehen kann. Damit hat sich der Fall.

Erst wenn die Beschwerden anfangen, fängt man auch mit dem Nachdenken an. Und dann kommt man dahinter, daß die Füße doch eigentlich kleine Wunderwerke sind. Denken Sie nur einmal an ein x-beliebiges Denkmal. Die Figur aus Stein braucht meist ein Fundament, das groß, breit und wuchtig ist. Beim Menschen ist das Fundament – die Füße – winzig klein im Verhältnis zum übrigen Körper. Ein sinnvolles Gefüge aus 26 Knochen, aus Sehnen, Fettpolstern und Muskeln zum Beugen und Strecken sorgt dafür, daß wir trotzdem nicht umkippen.

In der Akupressur gibt es zur Behandlung von Fußbeschwerden eine ganze Reihe von Punkten. **Die wichtigsten Punkte** liegen auf beiden Beinen in den **Dellen unterhalb der Kniescheiben**. Man massiert diese Dellen am besten, wenn man liegt oder sitzt und die Beinmuskulatur so entspannt wie möglich ist.

In der chinesischen Sprache haben diese beiden Punkte einen Namen, der ihre Wirkungsweise erklärt. Sie heißen: Wundersame Heiler der Knie und der Füße.

Aber sie haben noch einen zweiten Namen, der schon viele hundert Jahre alt ist: Drei Dörfer.

Ein seltsamer Name, werden Sie sagen, und Sie haben recht damit. Aber er läßt sich sehr einfach erklären: Wenn in früheren Jahrhunderten die Soldaten eines chinesischen Heeres auf dem Vormarsch waren, dann behandelten sie diese Punkte durch Akupressur. Danach konnten sie so gut und flott marschieren, daß sie an einem einzigen Tag drei Dörfer eroberten.

Die nächsten Punkte befinden sich an den Füßen. Zunächst der Meisterpunkt aller Schmerzen **in der Mitte zwischen dem äußeren Knöchel und der Ferse. Dann** ein Punkt **senkrecht unter dem Knöchel auf der**

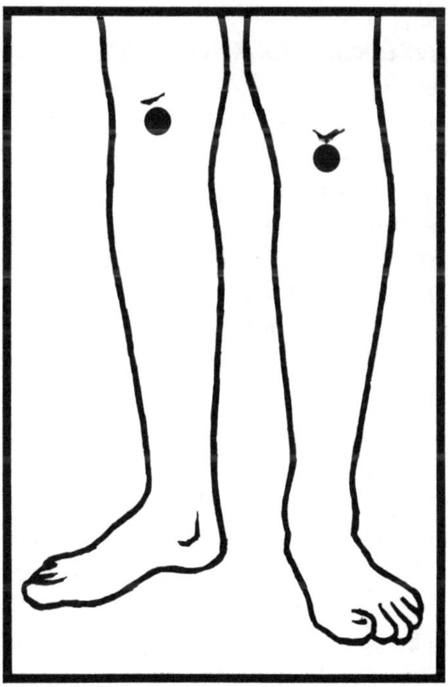

»Drei Dörfer« – so heißen diese Punkte in China. Sie befreien innerhalb von Sekunden von Schmerzen in den Füßen.

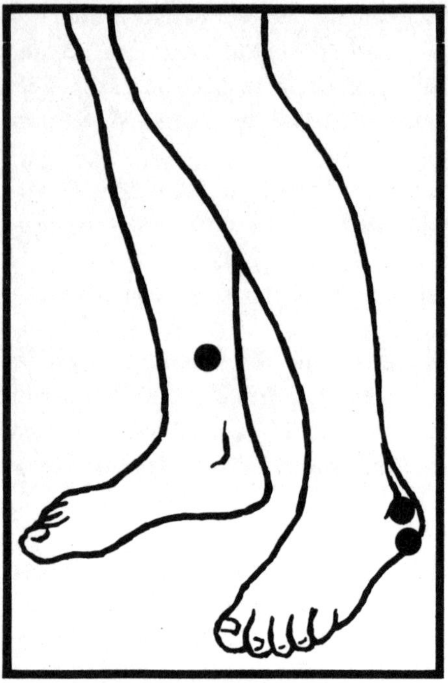

Die Punkte an den Beinen und Fersen müssen besonders kräftig akupressiert werden, damit sich der Erfolg einstellt.

Außenkante des Fußes. Beide sind leicht zu finden, weil sie druckempfindlich sind. Man merkt es sofort, wenn man sie kräftig massiert. Und in diesem Fall muß man so kräftig wie möglich massieren.

Ebenso kräftig muß man die nächsten Punkte behandeln. Sie liegen auf den **Fußsohlen**, und zwar genau **in der Mitte zwischen den Groß- und Kleinzehenballen**. Wenn man einigermaßen gelenkig ist, kann man sie selber akupressieren. Besser aber ist es, wenn es ein anderer macht, weil er einen stärkeren Druck ausüben kann. Man kniet sich auf einen Stuhl und hält sich gut fest. Der Partner, der die Akupressur durchführt, drückt den Mittelknochen des gekrümmten Zeigefingers gegen die betreffende Stelle.

Es tut bei einer richtigen Behandlung sehr weh. Es kann sogar sein, daß man den Druck nach nur ein- oder zweimaligem Pressen noch stundenlang spürt. Aber die Wirkung ist verblüffend. Es ist, als würden die Füße neu belebt.

Wenn zusätzlich zu den Fußschmerzen auch **Wadenschmerzen oder Verkrampfungen** in diesem Bereich bestehen, muß ein weiterer Punkt behandelt werden. Er liegt **drei Querfinger oberhalb der inneren Knöchel**. Er ist druckempfindlich, und es gilt wieder die Regel: so fest wie möglich

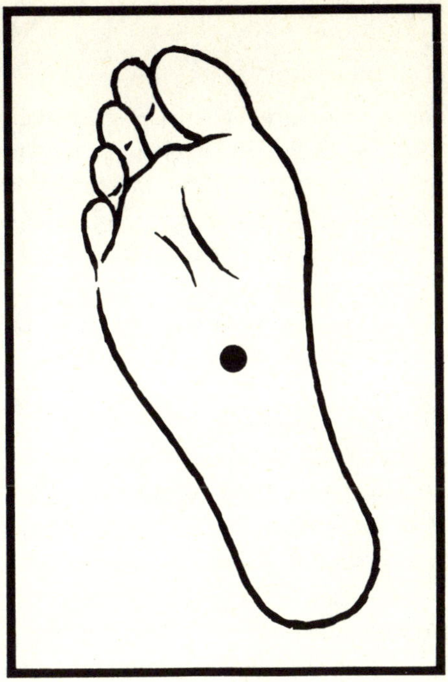

Auch diesen Punkt kann man selber behandeln. Besser ist es jedoch, sich dabei helfen zu lassen.

drücken, auch wenn im Augenblick der Behandlung die Schmerzen eher stärker als schwächer werden.

Bei Fußbeschwerden können, wie gesagt, alle Punkte durch Massage mit den Händen behandelt werden. Wer sich jedoch in der Akupressur einigermaßen auskennt, kann auch einen Holzstab benutzen, weil man dadurch eine noch stärkere Beeinflussung erzielen kann.

Diese Holzstäbe – wir sprachen schon darüber – werden auch von Masseuren benutzt. Sie sind an dem einen Ende spitz, am anderen abgerundet.

Das spitze Ende sollte eigentlich nur von einem Fachmann verwendet werden. Man muß den Punkt schon sehr genau gefunden haben, um ihn richtig zu treffen und richtig zu behandeln.

Das abgerundete Ende aber kann man auf der Haut hin und her rollen. Dabei trifft man den richtigen Punkt auf jeden Fall.

Und noch etwas Wichtiges bei Fußbeschwerden. Wenden Sie die Akupressur nicht nur dann an, wenn Sie gerade Schmerzen haben oder ein Kribbeln und Pochen spüren. Behandeln Sie sich **gleich morgens nach dem Aufstehen**. Damit sorgen Sie dafür, daß auch im Laufe des Tages alles in Ordnung bleibt.

Steifer Hals

Im normalen täglichen Leben denken wir alle nicht weiter über unsere Muskeln nach. Wir wollen einen Arm heben – und tun es einfach. Wir wollen aufstehen, gehen, uns setzen, uns bücken oder den Kopf drehen – wir tun es, ohne daß wir den jeweiligen Bewegungsgedanken überhaupt bewußt zu Ende denken.

Aber die Muskeltätigkeit, die so reibungslos abläuft, ist in Wirklichkeit ein höchst komplizierter Vorgang. Die chemische Energie, die mit den Kohlehydraten durch die Blutbahn zu den Muskeln gebracht wird, verwandelt sich in mechanische Energie, die es uns möglich macht, einen Muskel zu bewegen.

Nun gibt es im Prinzip zwei Arten von Muskeln. Die einen sind unserem Willen unterworfen. Wenn wir wollen, dann treten sie in Aktion. Unter dem Mikroskop kann man sie daran erkennen, daß sie aus deutlich quergestreiften Fasern bestehen.

Zu dieser Art von Muskeln gehören alle Bewegungsmuskeln an Beinen, Armen, Schultern, Hals und so weiter.

Es gibt dann noch die anderen, die unserem Willen nicht unterworfen sind. Die Muskeln von Magen und Darm und auch die Muskeln der Blutgefäße arbeiten, ohne daß wir es wollen oder nicht wollen. Unter dem Mikroskop zeigen sie keine quergestreifte, sondern eine glatte Faserung.

Die einzige Ausnahme bildet der Herzmuskel. Er besteht aus einer Kombination von glatt- und quergestreiften Fasern, ist unserem Willen aber trotzdem nicht unterworfen, wenn man einmal von indischen Yogis absieht, die ja wirklich in der Lage sind, durch den Willen ihr Herz für eine Zeitlang stillstehen zu lassen, ohne daß sie sterben.

Doch kommen wir zurück zu den Muskeln, die wir selber je nach Bedarf und Willen arbeiten lassen können. Dazu gehören auch die Halsmuskeln, die es uns ermöglichen, den Kopf zu drehen, ihn bedächtig hin und her wiegen zu lassen, zu nicken oder ihn in den Nacken zu legen.

Eine ganze Vielfalt von Bewegungen also, die durch diese Muskeln zustande kommen. Auch darüber denken wir normalerweise nicht weiter nach. Es sei denn, wir werden durch einen heftigen Schmerz daran erinnert. Und diesen Schmerz, verbunden mit Unbeweglichkeit, empfinden wir immer dann, wenn wir plötzlich einen sogenannten steifen Hals bekommen. Ein Muskelkrampf, den jeder von uns schon einmal gehabt hat.

Der eine hebt vielleicht zu Beginn der Urlaubsreise einen zu schweren

Koffer in sein Auto. Es gibt einen plötzlichen Ruck, und er hat einen steifen Hals.

Der andere legt sich nachts im Schlaf so quer und krumm, daß er morgens aufwacht und einen steifen Hals hat.

Der dritte dreht nur seinen Kopf ruckartig nach hinten, weil hinter ihm sein Name gerufen wird.

Der vierte sitzt stundenlang in einseitig gebeugter Haltung am Schreibtisch, und der fünfte verbringt seine Zeit in einem zugigen Zimmer. In allen Fällen kann ein steifer Hals die Folge sein.

Sicherlich ist das keine schwerwiegende Krankheit. Aber es tut weh und ist außerdem lästig, weil man in seiner Beweglichkeit behindert ist und bei jeder Kopfdrehung an das Übel, das stunden- oder auch tagelang anhalten kann, erinnert wird.

Die Grundregel bei der Akupressur gegen einen steifen Hals lautet: Vorsichtig zu Werke gehen. Denn eine zu feste Akupressur kann die Sache noch schlimmer machen und sogar zu einer Muskelentzündung führen, die dann von einem Arzt behandelt und auskuriert werden müßte.

Zunächst muß man durch ganz sanftes Abtasten herausfinden, wo der **Kernpunkt der Schmerzen** liegt. Das ist natürlich von Fall zu Fall ein anderer Punkt. Mal auf der linken Halsseite, mal rechts. Einmal etwas weiter oben, das andere Mal weiter unten oder genau in der Mitte. Jetzt legt man eine Fingerkuppe direkt auf diese »Zentrale« des Schmerzes. Welchen Finger man dabei nimmt, ist gleichgültig. Am besten denjenigen, mit dem man den Punkt am leichtesten und bequemsten erreicht.

Und nun wird ein mehrmaliger leichter Akupressurdruck ausgeübt: etwas drücken, etwas nachlassen, etwas drücken, wieder etwas nachlassen und so weiter. Dabei bitte den Finger beim Nachlassen nicht von der Haut entfernen, also nicht wie bei einigen anderen Behandlungen klopfen.

Führen Sie die Akupressur an dieser Stelle etwa zwanzig bis dreißig Sekunden durch. Wenn Sie Glück haben, und wenn es mit dem steifen Hals nicht ganz so schlimm ist, läßt dann der Schmerz bereits nach.

Wenn Sie dagegen noch keine Besserung spüren, machen Sie bitte eine Pause von zwei bis drei Minuten. Danach wird die Behandlung wiederholt. Doch bitte immer daran denken: leicht und sanft akupressieren!

Zur Unterstützung und zur schnelleren Beseitigung eines steifen Halses können Sie in den Pausen noch drei weitere Punkte akupressieren. Sie befinden sich an **Arm und Schulter der erkrankten Seite**.

Der erste liegt auf der **Vorderseite der Schulter** genau dort, wo die leichte Verwölbung ihren höchsten Punkt erreicht. Wenn Sie hier etwas fester tasten, finden Sie den harten Widerstand eines Knochens. Verschie-

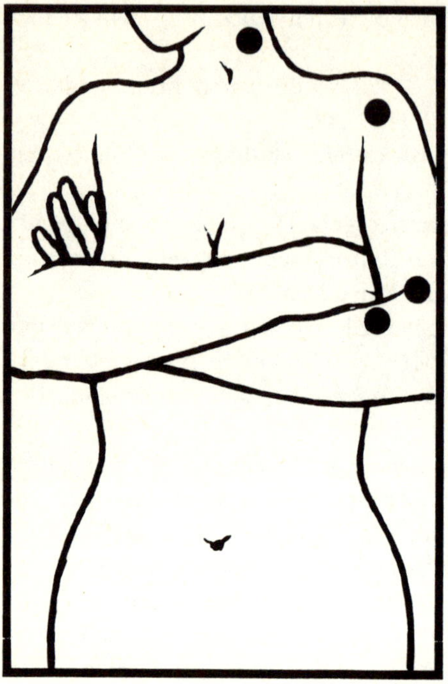

Ein steifer Hals kommt auch bei Kindern sehr häufig vor. In diesen Fällen sollten am besten die Eltern die angegebenen Punkte akupressieren.

ben Sie die Haut mehrmals gegen diesen Knochen hin und her. Am besten mit den Kuppen von Zeige- und Mittelfinger. Drei- bis viermal genügt.

Was den Druck angeht, so gilt hier genau das Gegenteil: nicht sanft akupressieren, sondern kurz und so fest wie möglich.

Dasselbe gilt für die beiden anderen Punkte am Arm. Den nächsten finden Sie, wenn Sie sich den Arm der erkrankten Seite leicht auf die Brust legen. Schauen Sie jetzt bitte einmal zu Ihrem Ellenbogen hinunter. Sie sehen dort eine Falte, die **Ellenbogenfalte**. Genau an ihrem äußeren Ende befindet sich der gesuchte Punkt. Man behandelt ihn am besten, indem man die andere Hand um den Ellenbogen herumlegt und mit der Spitze des Zeigefingers akupressiert. Auch hier: drei- bis viermal fest akupressieren.

Für den dritten Punkt lassen Sie die Hand bitte so liegen. Tasten Sie mit den Fingern der anderen auf der **Außenseite des Unterarms** vom Ellenbogenknochen in Richtung zum Handrücken. Sie brauchen nicht weit zu gehen. Nur einige Zentimeter. Dann finden Sie einen Punkt, der auf starken Druck schmerzhaft reagiert. Aber Sie müssen diesen kurzen Schmerz in Kauf nehmen und fest akupressieren.

Schmerzende Handgelenke

Die westliche Schulmedizin steht mit den Schmerzen auch heute noch immer ein bißchen auf Kriegsfuß. Für die Diagnose, für die Erkennung einer Krankheit – so heißt es – seien die Schmerzen eines Patienten mit großer Skepsis zu betrachten. Man könne, um die Ursache eines Leidens zu finden, wenig damit anfangen, wenn der Patient sagt, wo es ihm weh tut. Besser sei es, sich auf die eigenen Untersuchungsergebnisse zu verlassen. Also auf das Elektrokardiogramm, das die Tätigkeit des Herzens aufzeichnet, auf Röntgenbilder, auf den Blutdruck, auf Laborbefunde über das Blut oder über das Gewebe.

Es herrscht bei den meisten Ärzten ein regelrechtes Mißtrauen gegenüber den Schmerzangaben ihrer Patienten. Sie nehmen es oft kaum zur Kenntnis, wenn man ihnen sagt, wo es schmerzt. Oder sie wischen es mit einer Handbewegung beiseite und meinen: »Das hat nichts zu bedeuten.«

Woher kommt dieses Mißtrauen gegenüber dem Schmerz? Was ist das eigentlich: Schmerz?

Er bildet eine Einheit mit dem Temperatur- und mit dem Drucksinn. Das heißt, wir empfinden den Schmerz genauso wie Hitze, Kälte oder Druck. Wenn wir zum Beispiel mit dem Kopf gegen die Wand rennen, so ist das ein Druck, den wir gleichzeitig als Schmerz empfinden. Ebenso ist es, wenn wir uns verbrennen oder ein Stück Eis auf die Haut legen. Temperatur, Druck und Schmerz werden, wie gesagt, auf dieselbe Art und Weise gespürt.

Man weiß auch, wie das vor sich geht. Winzige Nervenenden nehmen den Reiz auf. Über die Nervenbahnen wird der Reiz zum Rückenmark geleitet. Von dort gelangt er ins Stammhirn und wird weiterdirigiert in den Scheitellappen des Großhirns, das sich im vorderen Teil des Kopfes befindet.

Ein ziemlich komplizierter und weiter Weg also. Man sollte meinen, daß es wenigstens einige Sekunden, wenn nicht sogar Minuten dauert, bis man den Schmerz, die Temperatur oder den Druck fühlt. Aber es dauert nicht einmal Sekundenbruchteile. Man spürt es sofort. Es ist wie mit der Elektrizität. Schließen Sie eine Lampe an eine hundert Meter lange Verlängerungsschnur an und schalten Sie das Licht an. Die Lampe leuchtet sofort auf, obwohl man doch eigentlich denken müßte: der Strom braucht ja seine Zeit, um durch die lange Leitung hindurchzulaufen.

Aber nein, er braucht diese Zeit nicht. Er rast, wie man sagt, mit Gedankenschnelle.

Damit haben wir eine Antwort auf die Frage, was Schmerz ist und wie er zustande kommt. Es bleibt noch die Frage zu beantworten, warum die Mediziner so mißtrauisch sind.

Nehmen wir ein typisches Beispiel. Ein Patient kommt zum Arzt und klagt über Schmerzen in der linken Brust. Nun verläßt sich der Arzt nur auf diese Angabe und denkt: Es muß am Herzen liegen. Er gibt dem Patienten also Medikamente zur Stärkung des Herzens.

Aber die Schmerzen lassen nicht nach, und der Patient kommt schließlich in eine Klinik. Er wird gründlich untersucht, und es stellt sich heraus, daß die Schmerzen in der Brust ihre Ursache im Magen haben. Der Patient leidet – so komisch das auch klingt – an Blähungen. Nicht sein Herz muß behandelt werden, sondern es muß etwas für seine Verdauung getan werden.

Man möchte lachen bei diesem Beispiel. Aber es ist eine Tatsache, daß bestimmte Krankheiten und Leiden sich durch Schmerzen an einer ganz anderen Stelle des Körpers bemerkbar machen. Deshalb sind die Mediziner so mißtrauisch, wenn die Patienten sagen, wo es ihnen weh tut.

Fragen Sie nur einmal in den Kliniken nach. Es gibt Fälle, da werden Patienten mitten in der Nacht mit dem Krankenwagen, mit Blaulicht und Sirenengeheul ins Krankenhaus gebracht, weil sie über starke Schmerzen in der linken Brust geklagt haben und weil der Hausarzt gesagt hat: Das ist ein Herzinfarkt.

Hinterher wird der Hausarzt von seinen Kollegen ausgelacht. Sie sagen ihm: Das war kein Herzinfarkt, das waren Blähungen.

Oder ein Patient wird wegen seiner Schmerzen im linken Oberarm auf Rheuma behandelt. Erst nach Jahren stellt sich heraus, daß er ein Herzleiden hat. Das kranke Herz hat sich durch Schmerzen im linken Oberarm gemeldet, aber keiner hat es gemerkt.

Die Akupressur geht andere Wege bei Schmerzzuständen. Sie sagt: Wenn ein krankes Organ sich durch Schmerzen an einer ganz anderen Stelle des Körpers meldet, dann bestehen hier bestimmte nervliche Verbindungen. Aber sie bestehen nicht nur von innen nach außen, sondern auch von außen nach innen. Man braucht also nur die äußeren Schmerzen durch Akupressur selber zu beseitigen. Dann gehen die richtigen Impulse nach innen weiter, wo immer die Krankheit auch liegen mag. Und wenn sie durch Akupressur beseitigt ist, hat das betreffende innere Organ keine Veranlassung mehr, sich durch Schmerzen zu melden.

Diese Überlegung klingt logisch, enthält aber zugleich eine Warnung:

Wenn die Schmerzen durch Akupressur nicht verschwinden, ist auch das innere Organ noch nicht wieder gesund. Dann sollte man lieber mit der Selbstbehandlung aufhören und zum Arzt gehen.

Auch Schmerzen oder sogar eine Lähmung des Handgelenks können verschiedene Ursachen haben. Rheuma in den Gelenken, Rheuma in den Muskeln, starke Durchblutungsstörungen. **Acht Akupressurpunkte** können die Schmerzen und Beschwerden beseitigen. Es sind jeweils vier auf jeder Körperseite:

- **Auf der äußeren Seite des Unterarms in der Mitte zwischen Fingerspitzen und Ellenbogen.**
- **Auf der Außenseite des Unterarms, etwa drei Querfinger unterhalb des Ellenbogens.**
- **In der Handgelenksfurche oberhalb des Daumens.**
- **Genau auf der vordersten Spitze des Schultergelenks.**

Manche Menschen haben diese Schmerzen nur in einem Handgelenk, weil es durch die Arbeit, durch den Beruf besonders belastet wird. Meistens handelt es sich in diesen Fällen um eine Überbeanspruchung der Muskeln. Sie ist durch Akupressur am einfachsten zu beheben. Aber auch wenn es nur eine Seite ist, sollten beide Seiten behandelt werden.

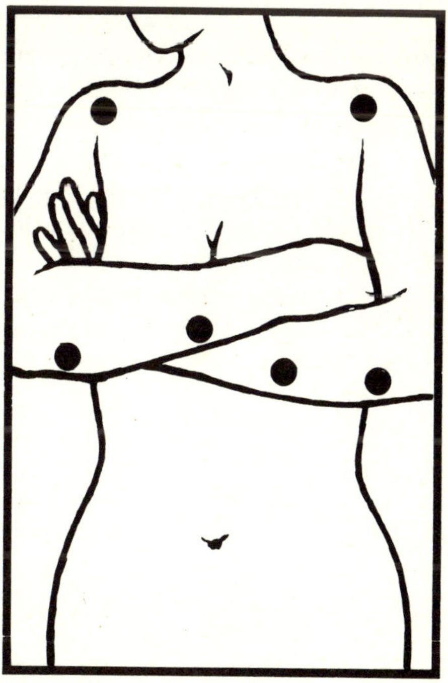

Alle Punkte sollten möglichst links und rechts akupressiert werden, auch wenn Schmerzen in den Handgelenken gewöhnlich nur auf einer Seite auftreten.

Schmerzende Handgelenke

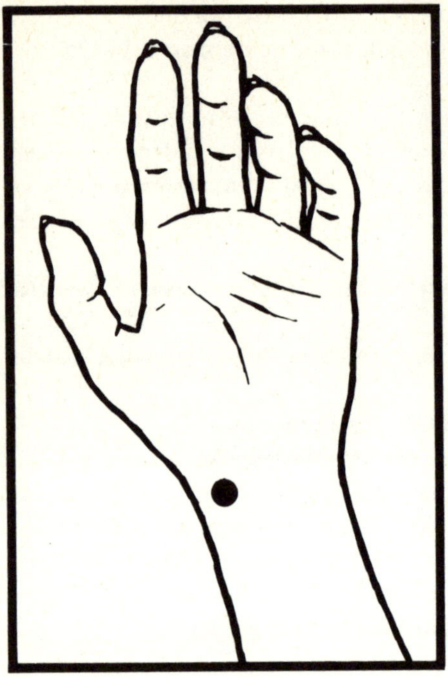

Durch die Akupressur dieses Punktes am Handgelenk kann einer Sehnenscheidenentzündung vorgebeugt werden.

Akupressur ist hier auch sehr gut zur Vorbeugung geeignet. Wenn man schon bei den ersten Anzeichen mit Akupressur beginnt, kann man gefährlichere Erkrankungen, wie beispielsweise eine Sehnenscheidenentzündung, verhindern.

Wichtig ist, daß man die acht Punkte nicht nur dann behandelt, wenn man gerade Schmerzen hat. Man sollte vielmehr in einem regelmäßigen Rhythmus mit den Fingerkuppen auf die Punkte drücken. Morgens einige Male, und dann wieder mittags und abends. Regelmäßig und nicht zu stark. Das hilft mehr als hin und wieder mit Gewalt. Nicht nur bei Schmerzen in den Handgelenken, sondern auch bei anderen Beschwerden.

Hautleiden

Man kann nicht oft genug darauf hinweisen: Unsere Haut ist mit ihren anderthalb bis zwei Quadratmetern nicht nur unser größtes Organ. Sie bildet nicht nur den äußeren Mantel, der alles andere irgendwie zusammenhält. Sie verdunstet nicht nur mit dem Schweiß über einen halben Liter Flüssigkeit pro Tag. Sie schützt uns nicht nur vor Hitze und Kälte. Sie signalisiert nicht nur ein Schmerzgefühl, wenn wir uns verletzt haben.

Nicht nur, habe ich gesagt. Obwohl alles, was ich hier aufgezählt habe, schon eine ganze Menge ist.

Trotzdem bleibt es bei dem »nicht nur«. Denn die Haut hat darüber hinaus noch eine ganze Reihe weiterer Aufgaben und Funktionen. Eine Tatsache, die – das muß leider gesagt werden – von vielen Hautärzten nicht genügend berücksichtigt wird, wenn es darum geht, eine Erkrankung der Haut zu behandeln und zu heilen.

Ich will die Hautärzte nicht angreifen. Das steht mir nicht zu. Aber ich möchte zitieren, was mir kürzlich ein Facharzt für Hautleiden sagte. Ein Mann, der auf seinem Gebiet eine von allen Wissenschaftlern anerkannte

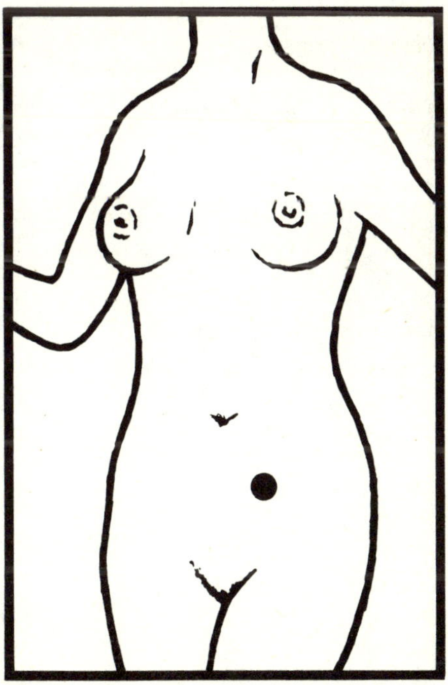

Vier Querfinger vom Bauchnabel und schräg links darunter befindet sich der wichtigste Punkt gegen Hautleiden.

Kapazität ist. In seiner manchmal etwas drastischen Art meinte er: »Es ist oft zum Haareausraufen. Da kommt jemand mit einem Hautausschlag zu einem meiner Kollegen. Zuerst wird er mit einer Salbe behandelt. Außerdem wird ihm gesagt, er soll möglichst viel Rohkost essen und scharfe Gewürze vermeiden. Wenn das dann nicht hilft, wird ein Allergie-Test gemacht. Vielleicht ist seine Haut ja allergisch gegen Bettfedern, Staub oder Blütenpollen. Wenn das auch nicht hilft, kriegt er halt eine andere Salbe. Aus. Er wird zum Dauerpatienten, der sich regelmäßig seine Salbe abholt – und an seinem Hautleiden ändert sich trotzdem nichts. Dabei hat er seinen Ausschlag vielleicht nur deshalb, weil seine Ehe unglücklich ist. Würde mein Kollege ihn zu einem guten Eheberater schicken, könnte er geheilt werden.«

Eine unglückliche Ehe als Ursache für Hautausschlag? Klingt das nicht unglaubwürdig?

Mag sein. Aber es ist eine Tatsache, daß seelische Vorgänge auch zu Hautkrankheiten führen können. Denn alle seelischen Belastungen müssen abreagiert werden. Und wenn die Seele keine andere Möglichkeit mehr findet, dann kann diese Abreaktion in einem Hautausschlag bestehen. Die Haut färbt sich rot. Es entstehen Bläschen, die aufplatzen und

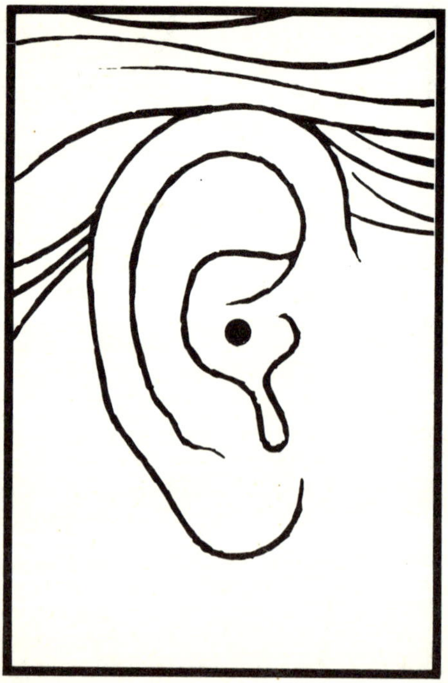

Den Punkt in den Ohren erreicht man am einfachsten mit den beiden kleinen Fingern.

sich entzünden. Es juckt, und je mehr man sich kratzt, desto schlimmer wird es. Es bilden sich Borken, es näßt, und es sieht nicht gerade appetitlich aus.

Aus alldem geht schon hervor, daß die Akupressur einen Hautausschlag – übrigens die häufigste Hauterkrankung – nicht immer restlos heilen kann. Akupressur kann nicht eine unglückliche Ehe glücklich machen.

Aber sie kann die Symptome eindämmen. Und sie kann, wie die Erfahrungen in China gezeigt haben, den Ausschlag heilen, wenn organische Ursachen wie zum Beispiel eine schlechte Verdauung dahinterstekken. Ja, auch mit der Verdauung steht die Haut in Verbindung.

Den ersten Punkt zur Selbstbehandlung finden Sie **schräg links unterhalb des Bauchnabels**, etwa vier Querfinger vom Bauchnabel entfernt.

Tasten Sie hier erst einmal vorsichtig ab, ob Sie unterhalb der Haut eine Verdickung oder Verhärtung spüren. Falls nein, brauchen Sie diesen Punkt nicht zu akupressieren. Falls ja, wie in den meisten Fällen, drücken Sie bitte mit zwei oder drei Fingerkuppen sieben- bis zehnmal hintereinander mit mittelstarkem Druck zu.

Man muß darauf achten, daß man nicht schräg akupressiert, sondern senkrecht nach innen. Diese Technik hat sich auch in der Akupunktur

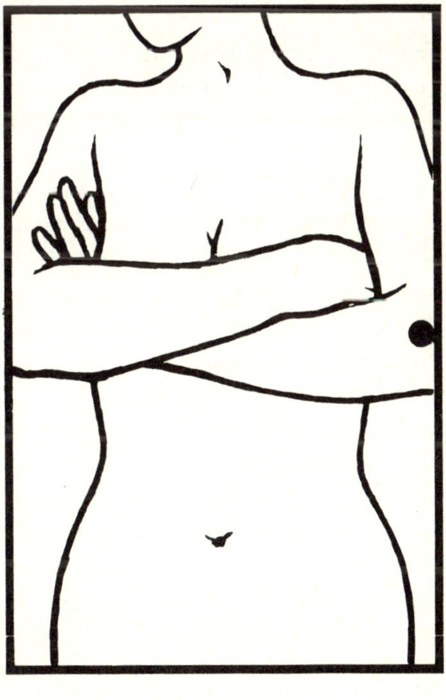

Um diesen Punkt zu finden, werden die Arme vorher angewinkelt. Akupressiert wird sowohl links wie auch rechts.

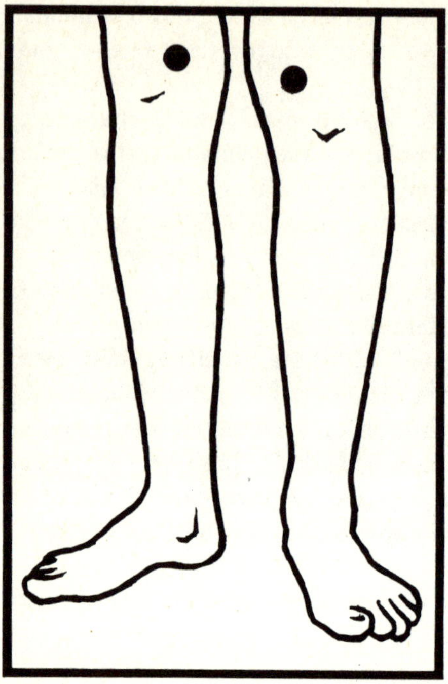

Die Punkte oberhalb der Kniescheiben liegen in einer Mulde, die man durch Ertasten findet.

bewährt. »Der senkrechte Einstich ist bei den meisten Anwendungen besonders geeignet. Vor allem dort, wo sich Muskeln oder Fett befinden.« So steht es in einer offiziellen Mitteilung des Gesundheitsamtes der chinesischen Provinz Hopei.

Zur Akupressur des nächsten Punktes nimmt man am besten den kleinen Finger. Genauer gesagt: beide kleine Finger. Man steckt sie **ins Ohr**, als wolle man Ohrenschmalz herausholen. Dann »rührt« man einige Male im Ohr herum. Fünf kreisende Bewegungen genügen. Aber bitte darauf achten, daß die Fingernägel kurz geschnitten sind, damit man sich nicht verletzen kann.

Auf beiden Körperseiten befindet sich auch der nächste Punkt. Wenn man erst den linken und dann den rechten Arm anwinkelt, sieht man von oben die **Falte**, die sich **im Ellenbogen** bildet. Am äußeren Ende dieser Hautfalte liegt ein Punkt, über den wir schon öfter gesprochen haben, und der in der Akupressur auch sehr wichtig ist.

Im Falle eines Hautausschlages aber müssen wir noch etwas weiter gehen und einen anderen Punkt suchen. Einen Punkt, der leicht zu finden ist. Denn man braucht bloß vom Ende der Hautfalte in Richtung Ellenbogen zu tasten. Dann stößt man schon bald auf den Widerstand des

Knochens. Es fühlt sich an, als habe man hier eine **Mulde**, die von einem runden Knochen begrenzt wird. Genau diese Mulde muß akupressiert werden. Am besten mit der Kuppe des Zeigefingers. Fünfmal hintereinander fest drücken.

Sie werden dabei einen leichten Schmerz empfinden, und das Druckgefühl wird auch nach der Akupressur noch anhalten. Aber lassen Sie sich dadurch nicht stören. Es ist nur der Beweis, daß Sie den richtigen Punkt getroffen haben.

In einer Mulde liegen auch die nächsten Punkte. Man setzt sich in einen bequemen Sessel, beugt sich ein wenig vor und legt sich die Hände so auf die **Oberschenkel**, daß man mit den Fingerspitzen die **Kniescheiben** erreicht. Dort, wo die Zeigefinger liegen, befindet sich die Mulde zwischen zwei Knochen. Sie wird akupressiert, indem man mit den Zeigefingern fest zudrückt und sie einige Male hin und her bewegt.

Es leuchtet wohl jedem ein, daß man bei der Behandlung eines Hautausschlages keine Wunder erwarten darf. Gewiß, einen plötzlichen Anfall von Kopfschmerzen kann man mit der Akupressur manchmal in Sekunden verschwinden lassen. Doch ein Hautausschlag kann sich nicht in Sekunden zurückbilden. Das dauert seine Zeit. Akupressieren Sie die Punkte regelmäßig dreimal am Tag. Nach vier, fünf Wochen müßte sich dann die erste Besserung einstellen, wie die chinesischen Ärzte herausgefunden haben. Bleiben Sie aber bitte in dieser Zeit auf jeden Fall in der Behandlung des Hautarztes. Und es schadet auch ganz sicher nicht, nach möglichen seelischen Ursachen für die Hauterkrankung zu forschen.

Heiserkeit

Jeden Freitagmorgen gehe ich mit meiner Frau auf den Markt, um für das Wochenende einzukaufen. Diesen Markt gibt es in dem Stadtteil von Hamburg, wo wir wohnen, nur am Dienstag und am Freitag. Unter freiem Himmel bauen die Händler ihre Stände auf – ob es nun regnet oder schneit, oder ob die Sonne scheint.

Einen dieser Händler habe ich lange Zeit beobachtet. Er verkauft frische Eier, Gemüse und Obst vom Lande. Bei gutem und bei schlechtem Wetter steht er da und preist seine Ware an. Er preist sie nicht nur laut, sondern auch ununterbrochen an. Stundenlang schallt seine Stimme über den halben Markt.

Ich habe ihn kürzlich gefragt: »Sagen Sie bitte, wie hält das eigentlich Ihre Stimme aus? Werden Sie dabei nicht heiser?«

Er hat mich angestrahlt, und er hat geantwortet: »Heiser? Ich? Nicht die Spur! Und im Vertrauen gesagt: Hier auf diesem Markt verkaufe ich ja nur am Dienstag und am Freitag. An den anderen Wochentagen arbeite ich auf anderen Märkten. Da schreie ich genauso laut. Aber meiner Stimme macht das überhaupt nichts aus.«

Das ist der eine Fall. Der zweite betrifft eine Schauspielerin aus unserem Bekanntenkreis. Sie schont ihre Stimme, wo immer sie kann. Sie flüstert nur, und wir haben sie deswegen schon ausgelacht. Aber im Grunde hat sie recht. Sie ist nämlich dauernd heiser, obwohl sie nur abends auf der Theaterbühne zu sprechen hat.

Heiserkeit und ein kratzendes Gefühl im Hals – das kennen wir alle. Meistens sind wir heiser, wenn wir uns eine Erkältung geholt haben. Auch Scharlach, Diphtherie oder Keuchhusten sind mit gereizten Stimmbändern und mit Heiserkeit verbunden.

Doch es gibt noch mehr Gründe für die so häufig auftretende Heiserkeit. Eine Entzündung der Bronchien, der Nase, der Nebenhöhlen oder des Rachens. Es kann sich eine Wucherung im Bindegewebe einstellen. Im Prinzip nicht weiter tragisch, weil sie gutartig ist. Aber eben lästig, weil sie die Stimme heiser und krächzend werden läßt.

Auch eine örtliche Entzündung direkt an den Stimmbändern kommt sehr oft vor, die sogenannte Laryngitis. Ja, und dann die nervlich bedingte Heiserkeit. Unser Händler vom Markt leidet bestimmt nicht daran. Unbekümmert läßt er seine Stimme über den Marktplatz dröhnen. Er hat keine Angst, heiser zu werden. Er kommt gar nicht auf die Idee. Und deshalb wird er es auch nicht.

Unsere Bekannte dagegen, die Schauspielerin – sie hat Angst vor der Heiserkeit. Sie weiß, daß es in Berufskreisen die gefürchteten »Sängerknötchen« gibt. Auch dabei handelt es sich um kleine Wucherungen im Bindegewebe. Und weil sie das alles weiß, weil sie weiß, daß sie jeden Abend auf der Bühne ihre Stimme für ihren Beruf braucht, deshalb ist sie dauernd heiser.

Es gibt eine ganz einfache Möglichkeit, um herauszufinden, ob eine Heiserkeit nervlich-seelisch bedingt ist, oder ob die Stimmbänder organisch erkrankt sind. Man braucht nur zu warten, bis der heisere Mensch plötzlich husten muß. Sind die Stimmbänder erkrankt, klingt auch das Husten heiser. Ist die Heiserkeit dagegen seelisch oder nervös bedingt, dann klingt der Hustenton völlig normal.

Aber wie auch immer: Die Akupressur hilft gegen alle Formen der Heiserkeit. Nur darf man nicht vergessen, daß sie einen eventuell vorhandenen organischen Schaden nicht beseitigen kann. Auch wenn das Symptom »Heiserkeit« durch die Akupressur verschwindet, sollte man sich vom Arzt untersuchen lassen.

An die ersten vier Akupressur-Punkte gegen Heiserkeit müssen Sie sich erst einmal langsam herantasten. Sie sind nämlich nicht so ganz leicht zu

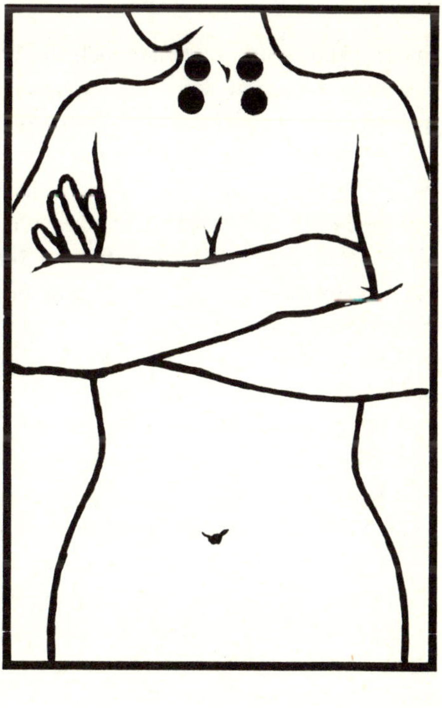

Um die Schilddrüse nicht zu gefährden, darf am Hals nur sehr sanft akupressiert werden.

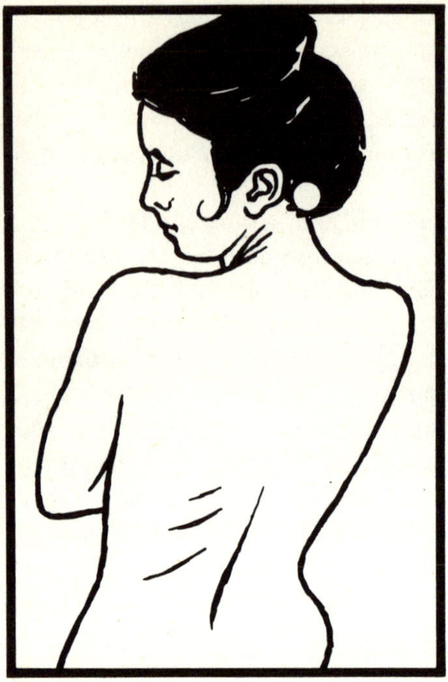

Der Punkt im Nacken ist nicht druckempfindlich. Um ihn zu treffen, klopft man am besten den gesamten Nacken ab.

finden. Am besten legt man sich die beiden Zeigefinger so auf den Hals, daß man zwischen den Fingerspitzen den Adamsapfel fühlt. Dann läßt man die Fingerpitzen in Richtung zu den Schultern schräg nach unten gleiten. Man merkt, daß sich dort die weiche Haut des Halses ein wenig vorwölbt. Sie tut es, weil darunter die Schilddrüse ihren Sitz hat.

Hier liegen links und rechts die zwei ersten Punkte, die bei Heiserkeit akupressiert werden müssen. Genau dort, **wo die Schilddrüse anfängt, sich vorzuwölben**. Aber bitte **nur ganz leicht klopfen**, und nicht etwa fest zudrücken.

Wenn man diese beiden Punkte gefunden hat, ist es mit den zwei nächsten nicht mehr ganz so schwer. Man braucht mit den Fingerkuppen nur noch etwas weiter nach unten zu gehen. Dann trifft man beim Abtasten auf den Widerstand des **Schlüsselbeins**, also auf den Widerstand von Knochen. Genau hier liegen die Punkte. Wieder nur leicht klopfen, bitte. Denn jeder feste Druck wäre falsch.

Allerdings kann man in schneller Folge mehrmals klopfen.

In den chinesischen Lehrbüchern heißt es, daß man mindestens fünfmal kurz hintereinander akupressieren soll. In hartnäckigen Fällen kann es auch zehnmal geschehen. Es schadet auf keinen Fall, solange nur leicht

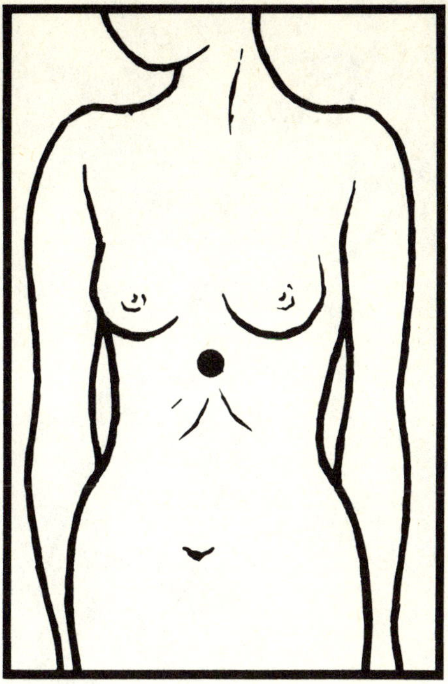

Wer sich diesen Punkt in der Magengrube akupressiert, spürt den Druck noch mehrere Minuten lang. Ein Beweis, daß der richtige Punkt behandelt wurde.

geklopft wird. Bei festem Druck dagegen kann die Schilddrüse beeinträchtigt werden. Und das ist ja nicht der Sinn der Sache.

Auch beim nächsten Punkt darf man nur mit einem sanften Klopfen akupressieren. Er liegt **im Nacken, etwas unterhalb der Stelle, wo der Hinterkopf anfängt**. Er ist nicht druckempfindlich und deswegen ebenfalls nicht so leicht zu finden. Am besten ist es, sich den ganzen Nacken mit dem Mittelfinger abzuklopfen. Von oben nach unten. Dabei trifft man den richtigen Punkt auf jeden Fall.

Schließlich kommt ein Punkt, den man sehr leicht findet. Man braucht nur auf dem Brustbein von oben nach unten zu tasten. Wo das Brustbein aufhört, wird es plötzlich weich und tief. Hier liegt die **Magengrube**, und hier muß man bei Heiserkeit kurz, aber kräftig akupressieren. Drei- bis fünfmal – das genügt.

Für Menschen, die genau wissen, daß ihre Heiserkeit eine **seelische Ursache** hat, kommt noch ein weiterer Punkt hinzu. Man findet ihn, wenn man die Arme anwinkelt. Beim Anwinkeln bildet sich die **Ellenbogenfalte**. Dort, wo sie **auf der Innenseite des Ellenbogens** aufhört, liegt der richtige Punkt. Am einfachsten akupressiert man ihn mit dem Daumen, wobei man mit der Handfläche um den Ellenbogen herumgreift.

Heiserkeit

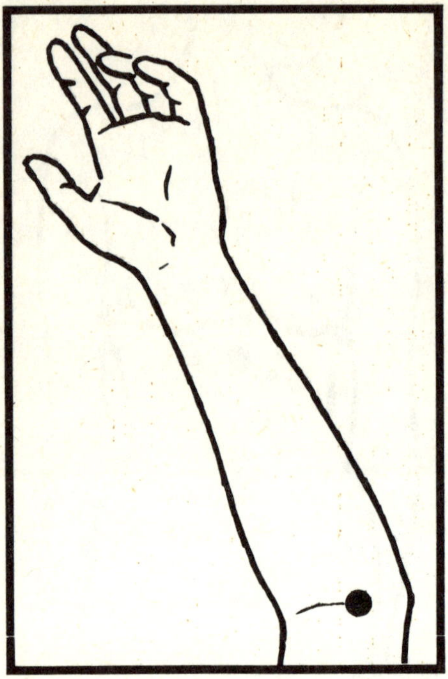

Dieser Punkt muß nur behandelt werden, wenn die Heiserkeit eine seelische Ursache hat.

Dieser letzte Punkt gegen Heiserkeit ist druckempfindlich. Er muß mit einem kurzen, aber festen Druck akupressiert werden. Links und rechts drei- bis fünfmal hintereinander – und das mindestens dreimal am Tag. Wenn die Heiserkeit gerade erst angefangen hat und noch ziemlich stark ist, kann man auch mehrmals am Tag akupressieren.

Gesundes Herz

In romantischen Geschichten, in denen viel von der Liebe die Rede ist, spielt auch das Herz eine große Rolle. Es schlägt schneller, wenn die Heldin oder der Held den geliebten Menschen sieht.

Auch bei spannenden Kriminalgeschichten rast oder klopft es zum Zerspringen, wenn das Opfer in den letzten Augenblicken seines Lebens dem furchtbaren und gnadenlosen Mörder in die Augen blickt.

Die Autoren von Liebes- und Kriminalgeschichten haben natürlich völlig recht, wenn sie das Herz in ihre Schilderungen immer wieder einbeziehen. Denn das Herz ist ja in der Tat eng mit unseren Gefühlsbewegungen verbunden. Oder hat Ihr Herz noch nie schneller geschlagen, wenn Sie verliebt waren? Hatten Sie zum Beispiel bei einer gefährlichen Situation im Straßenverkehr noch nie das Gefühl, daß Ihr Herz aussetzt?

Starke Gefühlsregungen wie Liebe, Angst oder Schrecken können also die Tätigkeit des Herzens beeinflussen. Durch unseren Willen aber können wir unseren »Lebensmotor« nicht beeinflussen. Es läßt sich nicht einfach befehlen, daß er schneller oder langsamer arbeiten soll. Das Herz schlägt Tag und Nacht, so lange wir leben. Siebzig, achtzig, neunzig oder noch mehr Jahre lang.

Haben Sie sich einmal überlegt, was das für eine gigantische Leistung bedeutet?

Ich glaube nicht, daß es eine von uns Menschen konstruierte Maschine gibt, die das schafft, was unser Herz in seiner unermüdlichen Arbeit zustande bringt.

Das Herz ist ein Hohlmuskel, der von einem häutigen Beutel umschlossen wird. In jeder Minute zieht sich dieser Muskel sechzig- bis achtzigmal zusammen. In dieser einen Minute pumpt das Herz zwischen fünf und acht Liter Blut in den Organismus. Ein komplizierter Vorgang, der in mehreren Phasen erfolgt:

Das venöse und verbrauchte Blut strömt in den rechten Herzvorhof und von dort durch die rechte Herzklappe in die rechte Herzkammer.

Die rechte Herzkammer pumpt es in die Lungen, wo es Kohlenstoff abgibt und Sauerstoff aus der Atmung aufnimmt.

Das frische Blut kommt in den linken Vorhof und fließt durch die linke Klappe in die linke Kammer.

Die linke Kammer pumpt es in die Arterien, die es dann im ganzen Körper verteilen.

Machen Sie doch einmal ein kleines Experiment, um sich zu verdeutlichen, welche fast schon unglaubliche Leistung das Herz vollbringt. Schließen und öffnen Sie die Faust etwa sechzig- bis achtzigmal in der Minute – und versuchen Sie, wie lange Ihre Faust das durchhalten kann. Bei den meisten Menschen erlahmt die Muskelkraft schon nach wenigen Minuten.

Ein so schwer arbeitender Muskel muß besonders gut ernährt werden. Das Herz bezieht seine Nährstoffe aber nicht etwa aus dem pausenlos durchströmenden Blut, sondern aus einem eigenen System von Blutgefäßen, aus den sogenannten Herzkranzgefäßen. Sie sind der Sitz der gefürchtetsten Herzkrankheit, des Herzinfarkts. Ein Blutgerinnsel verstopft ein Kranzgefäß, oder es zieht sich – nervlich bedingt – in einem Krampf zusammen. Dann wird ein Teil des Herzens sozusagen lahmgelegt. Das Ergebnis ist ein Infarkt.

Aber es gibt noch viele andere Krankheiten, die das Herz gefährden: Entzündung des hautartigen Herzbeutels, Entzündung der Innenhaut des Herzens, allgemeine Herzschwäche, Entzündung des Muskels, ein Klappenfehler, Krämpfe.

Wenn ein organischer Schaden vorliegt, kann er durch die Akupressur nicht mehr beseitigt werden. Akupressur kann zum Beispiel keine fehlerhafte Herzklappe wieder in Ordnung bringen.

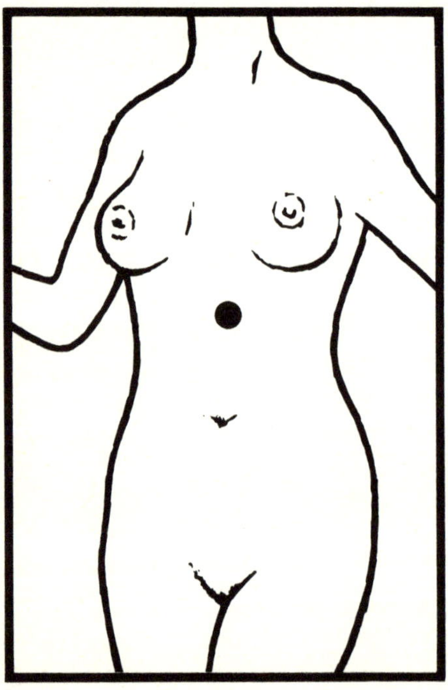

Ein mittelstarker Druck in die Magengrube genügt nach den chinesischen Erfahrungen, um das Herz gesund zu halten.

Trotzdem kann man mit der Akupressur zwei Dinge erreichen, die das Herz betreffen.

Erstens können Sie, solange Sie noch ein gesundes Herz haben, durch Akupressur dafür sorgen, daß es so lange wie möglich gesund bleibt. Mit anderen Worten: Sie können Herzschäden vorbeugen.

Zweitens können Sie ein etwas schwaches Herz durch die Akupressur stärker machen.

Die Punkte, die akupressiert werden müssen, sind in beiden Fällen dieselben. Der erste liegt in der **Magengrube**, also gleich **unterhalb des Brustbeins in der weichen Vertiefung**, die Sie hier leicht finden. Akupressieren Sie drei- bis fünfmal am Tag. Nach chinesischen Erfahrungen ist ein mittelstarker Druck am besten geeignet. Ausgeführt wird er mit der Kuppe des Mittelfingers. Wie lange man akupressiert, muß jeder für sich selber herausfinden. Als Faustregel gilt: Aufhören, sobald sich ein dumpfes Druckgefühl einstellt.

Als nächstes wird die **Innenseite des linken Arms** akupressiert. Das ist sehr einfach. Man fängt im **Ellenbogengelenk** an und »akupressiert sich nach oben« **bis zur Achselhöhle**. Auch das bitte drei- bis fünfmal am Tag. Der Druck braucht nicht ganz so stark zu sein wie bei der Magengrube.

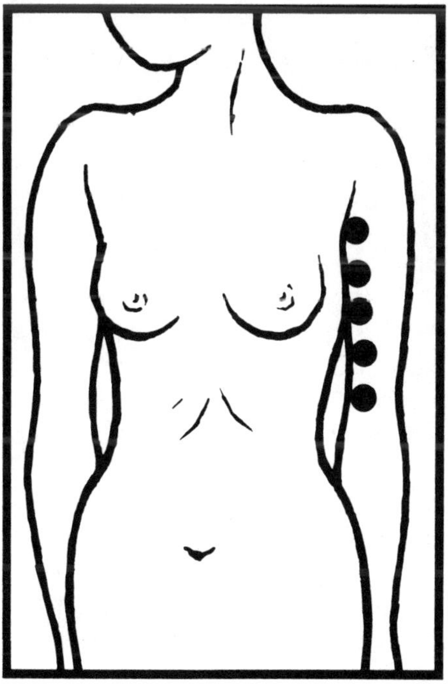

Wenn es um eine Herzerkrankung geht, brauchen die Armpunkte nur auf der linken Körperseite akupressiert zu werden.

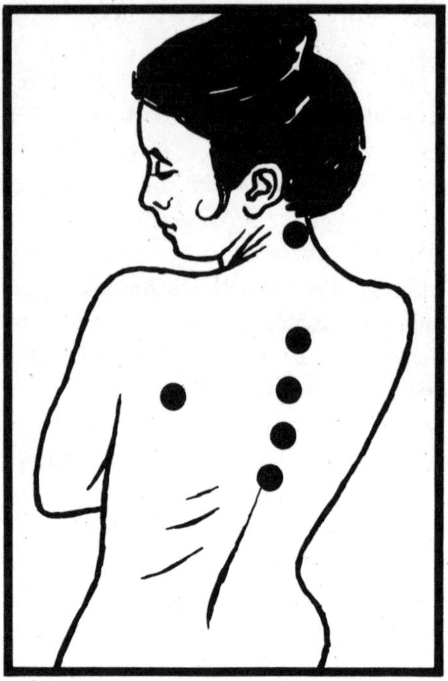

Den Nacken kann man selber akupressieren. Für die übrigen Punkte auf dem Rücken braucht man Hilfe.

Ein leichtes Klopfen mit den Fingerspitzen genügt. Mehrmals hintereinander von unten nach oben.

Es folgt ein Punkt, der ebenfalls leicht zu erreichen ist. Er liegt genau **in der Mitte des Nackens** und sollte so fest wie möglich akupressiert werden. Also einige Male fest zudrücken, am besten mit vier Fingern gleichzeitig. Dann erreichen Sie auf jeden Fall den richtigen Punkt, der übrigens auch druckempfindlich ist.

Für die letzten Punkte brauchen Sie fremde Hilfe. Es muß nämlich die **Wirbelsäule** akupressiert werden: **vom Kreuz hinauf bis** etwa **in Schulterhöhe**. Hier genügt wieder ein leichtes Klopfen. Denn schließlich sollen weder Wirbelsäule noch die Bandscheiben geschädigt werden.

Zum Schluß wird ein Punkt akupressiert, der **am untersten Ende des linken Schulterblattes** liegt. Auch dazu braucht man fremde Hilfe. Außerdem ist es wichtig, daß man die Arme ganz locker herunterhängen läßt, damit jede Muskelverspannung vermieden wird. Akupressiert wird dieser Punkt drei- bis fünfmal am Tag mit kurzem und festem Daumendruck, dreimal hintereinander. Und denken Sie immer daran, daß nur regelmäßige Akupressur zum Erfolg führt.

Heuschnupfen

Stellen Sie sich doch bitte einmal folgende Situation vor: Sie haben Gäste eingeladen und draußen im Garten oder auch in der Küche pikante Würstchen gegrillt. Ihren Gästen schmeckt es hervorragend. Nur einer ist dabei, der bloß höflichkeitshalber in ein Würstchen hineinbeißt und dann behauptet, er sei satt. Dabei sehen Sie ihm deutlich an, daß er nicht nur Hunger, sondern auch Appetit hat. Er lügt also ganz offensichtlich.

Nun forschen Sie etwas weiter und fragen diesen Gast, ob er vielleicht noch etwas Käse möchte. Er nickt begeistert und meint, etwas Käse könne er sicher noch vertragen.

Sie forschen noch etwas weiter und fragen, ob ihm die Würstchen nicht schmecken. In unzähligen Fällen erhalten Sie diese Antwort: »Ach doch, eigentlich schmecken sie mir. Aber wissen Sie, ich kann Würstchen nicht vertragen. Wenn ich Würstchen esse, bekomme ich hinterher immer so einen komischen Juckreiz am ganzen Körper. Außerdem wird mir übel. Ich verstehe es selber nicht, wieso es dazu kommt.«

Die Erklärung ist einfach: Dieser Gast leidet an einer Allergie gegen Würstchen. Bei einem anderen ist es vielleicht Fisch oder eine bestimmte Fleischsorte. Erdbeeren, Gemüse, der Geruch eines Hundes oder ganz normaler Staub – alles kann zu einer Allergie führen. Die Wissenschaft kennt heute mehr als dreihundert Stoffe, die eine Allergie verursachen können.

Sofern es sich nur um eine Abneigung gegen bestimmte Nahrungsmittel oder gegen bestimmte Gerüche handelt, spricht man natürlich noch nicht von einer Krankheit. Solche Abneigungen hat fast jeder von uns, und im täglichen Leben haben wir uns längst darauf eingestellt. Wir essen eben keinen Fisch mehr, wenn wir dagegen einen Widerwillen empfinden. Und wir stellen uns keine Rosen in die Wohnung, wenn wir den Duft nicht vertragen können.

Eine Krankheit aber wird es, wenn man in jedem Jahr zu einer bestimmten Zeit einen Heuschnupfen bekommt. Millionen von Menschen kennen das. Sie wissen: Aha, jetzt blühen die Linden. Dann kriege ich prompt den Heuschnupfen.

Andere wissen: Jetzt blüht der Weizen. Wenn ich in die Nähe eines Weizenfeldes komme, fängt bei mir der Heuschnupfen an.

Heuschnupfen ist die häufigste Allergie-Erkrankung. Sie tritt zwischen April und Oktober auf, am meisten jedoch in den Monaten Juli, August und September. Und hervorgerufen wird sie durch Blütenpollen, die in der Luft herumschwirren. Nicht nur auf dem Lande, wo in dieser Zeit ja dauernd etwas blüht, sondern auch in den großen Städten. Auch in den Städten stehen Bäume in den Straßen, und es gibt Parkanlagen, in denen etwas blüht.

Heuschnupfen ist also eine Allergie. Das Wort Allergie setzt sich aus zwei griechischen Begriffen zusammen. Aus »allos«, das soviel bedeutet wie »anders«. Dann aus »ergon«, was zu deutsch »wirken« heißt. Es wirkt also etwas anders. Und zwar wirken die Abwehrkräfte des Körpers anders. Sie reagieren auf bestimmte Stoffe mit einer Überempfindlichkeit. Der Körper wehrt sich in einem übertriebenen und krankhaft gesteigerten Maß gegen diese Stoffe. Das Ergebnis kennt jeder, der unter Heuschnupfen leidet: rote und tränende Augen, verstopfte Nase, einen rauhen Hals, Scheu vor hellem Licht, Niesen, Hitzegefühl, Kopfschmerzen und ein allgemein schlechtes Befinden.

Die westliche Schulmedizin versucht es bei Heuschnupfen mit Antihistaminen und Cortison. Wenn der Arzt – was sehr schwierig ist – herausfinden kann, gegen welche Blütenpollen sein Patient überempfindlich ist, kann er ihm in vorsichtiger Dosierung diese Blütenpollen einimpfen und durch die Impfung eine normale Reaktion des Körpers erzielen.

Die Erfolge all dieser Maßnahmen sind, offen gesagt, nicht umwerfend. Der Heuschnupfen kommt nämlich trotzdem im nächsten Jahr zur gewohnten Zeit wieder.

Mit der Akupressur geht es da nach den chinesischen Erfahrungen erheblich einfacher. Man muß nur immer berücksichtigen, daß die Akupressur am besten wirkt, wenn sie in den Wochen **vor** den Anfällen angewendet wird. Wer weiß, daß er im August einen Heuschnupfen bekommt, muß deswegen im Juli mit der Akupressur beginnen.

Die beiden wichtigsten Punkte liegen **neben der Nasenwurzel** und sind sehr einfach zu finden. Wer eine Brille trägt, kennt sie am besten. Wenn ein Brillenträger seine Brille absetzt, reibt er sich oft instinktiv die Stellen an der Nase, auf denen die Brillenstützen ruhen. Genau das sind die Punkte, die mit Daumen und Zeigefinger gleichzeitig akupressiert werden müssen. Zur Vorbeugung gegen Heuschnupfen dreimal am Tag, jeweils zwanzig bis dreißig Sekunden lang. Drücken Sie ruhig so fest zi, wie Sie es vertragen können. Es schadet nicht.

Dann kommt es darauf an, die gesamte **Hautfläche zwischen der Oberlippe und dem Nasenansatz** zu akupressieren. Am besten machen Sie es mit den ausgestreckten Zeigefingern, gleichzeitig auf beiden Seiten. Aber hier bitte nicht so fest. Es genügt ein leichtes Klopfen. Dreimal am Tag und ebenfalls zwanzig bis dreißig Sekunden lang.

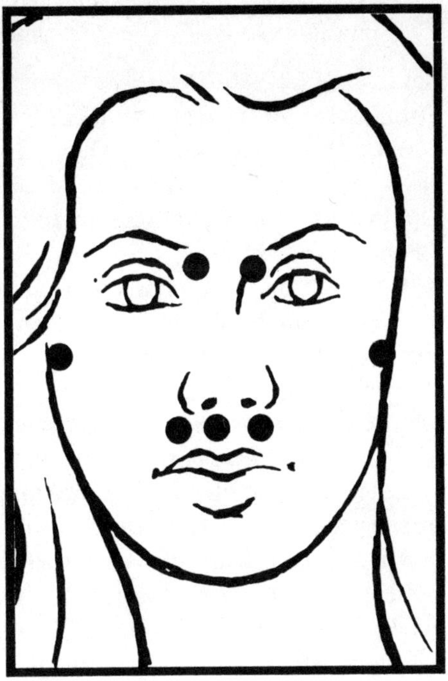

Alle Punkte gegen den Heuschnupfen liegen im Gesicht und sind leicht zu finden.

Schließlich kommen zwei weitere Punkte, die ebenfalls **im Gesicht** liegen. Männer finden sie am leichtesten. Sie liegen nämlich bei normalem Haarschnitt genau dort, **wo die Koteletten anfangen**. Beim Tasten findet man hier einen leicht vorspringenden Knochen. Verschieben Sie die Haut gegen diesen Knochen. Am besten mit den Kuppen der Mittelfinger. Drücken Sie fest zu. Akupressieren Sie ebenfalls dreimal pro Tag. Es genügen allerdings fünf bis zehn Sekunden.

Diese letzten beiden Punkte sind übrigens wieder druckempfindlich. Sie verspüren diesen Druck auch noch nach der Akupressur. Er kann bis zu einer Viertelstunde anhalten. Aber das ist nur der Beweis dafür, daß Sie den richtigen Punkt akupressiert haben.

Ich muß es noch einmal betonen: Bei Heuschnupfen kommt es darauf an, rechtzeitig vorher zu akupressieren. Vorher – das heißt, daß es zu einem Heuschnupfen gar nicht erst kommt.

Wenn der Heuschnupfen bereits eingesetzt hat, kann man trotzdem mit der Akupressur eine Linderung der Beschwerden erreichen. Nur mit einer totalen Heilung von heute auf morgen darf man nicht rechnen.

Husten

Ein Husten, was ist das eigentlich?

Wir alle wissen es. Und trotzdem handelt es sich um ein Krankheitsbild, das sich wegen seiner Vielfalt nur schwer beschreiben und fassen läßt. Man merkt diese Vielfalt bereits dann, wenn man sich einmal überlegt, welche verschiedenen Arten von Husten es gibt. Er kann kurz und bellend, zäh und mühsam, stoßweise und krampfhaft, aber auch locker und leicht sein. Vielleicht fallen Ihnen noch mehr Beschreibungsbeispiele ein. Es gibt sie ganz bestimmt.

Im allgemeinen kann man sagen, daß der Husten durch eine Rötung und Schwellung im Bereich von Rachen und Luftröhre hervorgerufen wird. Und zwar sind dort die Schleimhäute gerötet und geschwollen.

Liegen die krankhaften Veränderungen vorwiegend im Rachen, dann spricht man von einem Rachenkatarrh. Liegen sie mehr in der Luftröhre und in den Bronchien, also den sehr dünnen und feinen Verästelungen der Luftröhre, dann diagnostizieren die Ärzte einen Bronchialkatarrh.

Die Ursachen sind so vielfältig wie die Erscheinungsweisen. Viele Eltern wissen aus eigener Erfahrung, daß ihre Kinder im Anschluß an die Masern einen äußerst quälenden Keuchhusten bekommen. Meist geschieht das zwischen dem ersten und dritten Lebensjahr.

In so einem Fall bitte die Hände weg von der Akupressur. Der Keuchhusten ist eine äußerst ansteckende Infektionskrankheit, die unbedingt vom Arzt behandelt werden muß.

Erwachsene kennen den vergleichsweise harmlosen Husten bei einer Erkältung. Bereits sprichwörtlich geworden ist der Raucherhusten. Logisch, daß die Schleimhäute durch den Rauch gereizt werden.

Ähnlich ist es in den »staubigen« Berufen. Wer mit der Verarbeitung von Steinen, Kohlen, Mehl oder Tabak zu tun hat, atmet dauernd winzige Partikelchen ein, die die Schleimhäute reizen. Und bei Sängern zum Beispiel entsteht der gefürchtete Husten durch eine Überbeanspruchung der Stimmbänder. Da ein hustender Sänger gleichzeitig meistens heiser ist, muß er zunächst die Akupressurpunkte behandeln, die ich in dem Kapitel über Heiserkeit beschrieben habe.

Die Grundregel bei der Akupressur gegen Husten lautet: **Immer nur beim Ausatmen akupressieren**, weil dann die sonst etwas angespannte und verkrampfte Muskulatur noch am lockersten ist. Je lockerer, desto leichter kann der durch die Akupressur gesetzte Heilreiz in den inneren Organismus eindringen. Die Reizleitungen sind dann nicht blockiert.

Der Hauptpunkt gegen den Husten heißt in China in der offiziellen medizinischen Fachsprache etwa: Antwortpunkt für die Lunge. Auf Chinesisch klingt das ein wenig kürzer: Fei-Ju. Übrigens lassen sich alle diese Begriffe nicht hundertprozentig genau übersetzen. Die chinesische Sprache ist zu grundverschieden von den westlichen Sprachen.

Um Fei-Ju zu akupressieren, brauchen Sie fremde Hilfe. Sie selber setzen sich mit locker nach vorn hängenden Schultern und leicht nach vorn geneigtem Oberkörper auf einen Hocker. Der Behandler steht hinter Ihnen und sucht auf Ihrem **Rücken** zunächst den **dritten Brustwirbel von oben**. Am besten macht er das mit beiden Daumen gleichzeitig.

Hat er den dritten Wirbel gefunden, fährt er mit den Daumen etwas nach außen. Hier findet er eine **kleine Mulde**, etwa vierzig Millimeter vom Wirbel entfernt.

Mitten in der Mulde befindet sich der richtige Punkt. Genauer gesagt: beide Punkte, denn es gibt ihn ja **links und auch rechts**.

Nun wird mit dem Daumen akupressiert. Drei- bis fünfmal hintereinander kurz zudrücken, wobei man sich bei der Stärke des Druckes nach der Empfindlichkeit des Patienten richten sollte. Viele Menschen sind hier sehr druckempfindlich. Dann bitte nicht zu fest drücken. Bei anderen

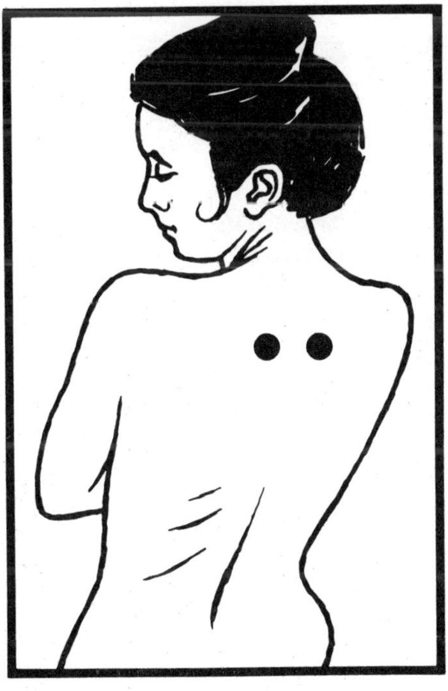

Mit dem Daumen findet man die richtigen Punkte unterhalb der dritten Brustwirbel in einer kleinen Mulde.

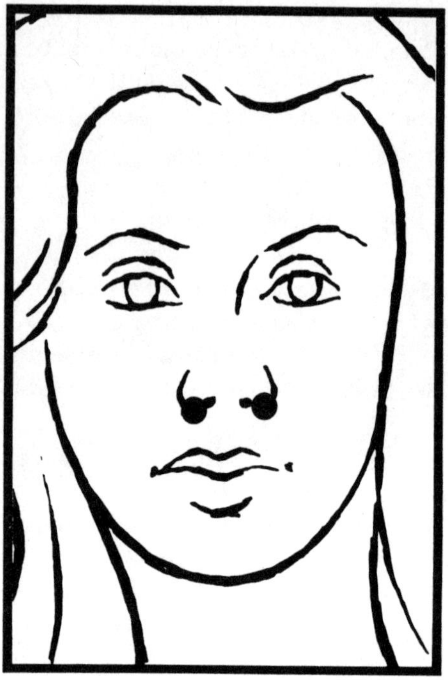

Die Punkte am unteren Rand der Nasenflügel haben eine sehr starke Wirkung auf die Schleimhäute.

haben sich hier Verspannungen gebildet. Dann sollte man nicht nur drücken, sondern mit kreisenden Bewegungen zusätzlich eine Massage durchführen, um die Verspannungen allmählich zu lösen.

Je nach der Stärke des Hustens kann man drei- bis sechsmal am Tag akupressieren. Eine Akupressur während eines akuten Hustenanfalls kann nicht schaden.

Die nächsten beiden Punkte können Sie selber akupressieren. Und zwar am leichtesten wieder mit beiden Daumen gleichzeitig. Legen Sie sich die Daumen leicht **von unten gegen die Nasenflügel**. Und nun akupressieren, aber bitte nur mit leichtem Klopfen: drei- bis fünfmal etwa dreimal am Tag. Da diese Punkte eine starke Wirkung auf die Schleimhäute haben, wirken sie besonders, wenn der Husten hart ist, wenn Sie das Gefühl haben, daß Ihnen etwas im Halse sitzt, was nicht heraus will. Durch die Akupressur der Nasenpunkte wird es gelöst.

Es folgen zwei Punkte mit einer Fernwirkung. Sie liegen auf den Handflächen und werden am besten gefunden, wenn man mit den Händen ineinandergreift.

Greifen Sie zuerst mit der linken so in die rechte, daß der linke Daumen auf dem rechten Daumenballen liegt.

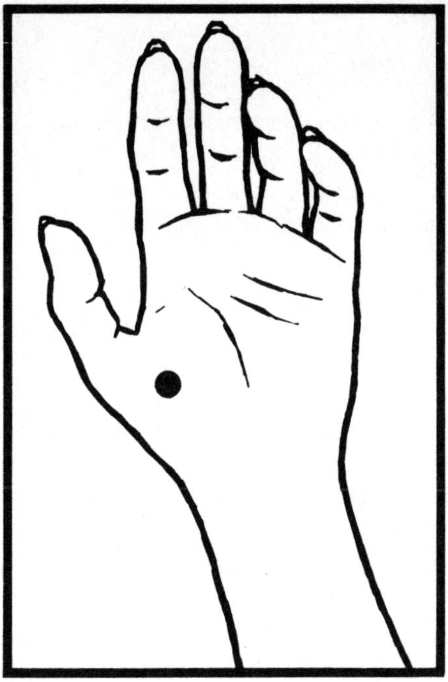

Der Punkt auf dem Daumenballen muß mit ziemlich festem Druck behandelt werden – auch wenn der Druck ein wenig schmerzt.

Dann drücken Sie mit dem linken Daumen zu. Sie müssen ziemlich fest drücken und vielleicht auch ein wenig suchen. Aber Sie finden dann **auf dem rechten Daumenballen** einen Punkt, der auf den Druck schmerzhaft reagiert. Diesen Punkt müssen Sie behandeln. Fünf- bis sechsmal fest zudrücken. Dreimal pro Tag und bei jedem heftigeren Hustenanfall.

Nach der Akupressur des einen Daumens verfährt man mit dem anderen ebenso. Wobei die Reihenfolge – ob erst links und dann rechts oder umgekehrt – von keiner besonderen Bedeutung ist. Man braucht sich auch nicht an die Reihenfolge zu halten, wie ich sie hier beschrieben habe. Genausogut kann man mit der Akupressur der Daumenballen anfangen, dann die Nasenpunkte akupressieren und zum Schluß die Punkte auf dem Rücken.

Ischias

Wer Ischias-Schmerzen nicht kennt, der weiß nicht, was Schmerzen sind. Das sagen viele Menschen, die an einer Entzündung des Ischiasnervs leiden. Und sie müssen wissen, was sie sagen. Der Ischiasnerv kann stärker weh tun als ein kranker Zahn, und er kann einen Menschen ebenso peinigen wie Migräne.

Der Ischiasnerv tritt im Kreuz aus dem Rückgrat heraus. Er verläuft über das Gesäß, die Oberschenkel und die Waden bis in die Beine. Die gesamte nervliche Versorgung der Beine hängt von ihm ab. Ohne ihn wären die Beine taub, lahm und völlig unbrauchbar. Alle nervlichen Empfindungen werden über den Ischiasnerv ins Rückgrat und von dort ins Gehirn weitergeleitet.

Nun wissen wir von allen Nerven, wo die empfindlichste Stelle liegt. Wir wissen, wo sie am verletzlichsten sind und wo es am ehesten zu einer Störung kommt: dort, wo sie aus dem Rückgrat heraustreten.

Der Ischiasnerv macht in dieser Hinsicht keine Ausnahme. Wenn an seiner Austrittsstelle mit der Wirbelsäule etwas nicht in Ordnung ist, dann kommt es über kurz oder lang unabwendbar zu einer Schädigung. Dann zum Beispiel, wenn an dieser Stelle eine der elastischen, gallertartigen Bandscheiben aus der Wirbelsäule hervorrutscht und auf den Ischiasnerv drückt, oder wenn sich die knöchernen Wirbelkörper verformen und verschieben.

Aber das sind nicht die einzigen Ursachen. Auch eine Infektion, eine Vergiftung, Überanstrengung oder eine einfache Unterkühlung – das alles kann zu einer Entzündung des Ischiasnervs führen. Mit Schmerzen im Kreuz fängt es an. Dann ziehen die Schmerzen über das Gesäß in die Hinterseite des Oberschenkels, in die Kniekehle, in die Wade und schließlich in den Fuß. Am Verlauf der Schmerzen kann man auch den Verlauf des Nervs verfolgen.

Die Art der Schmerzen, die in den allermeisten Fällen nur in einem Bein auftreten, kann ganz unterschiedlich sein. Der eine Patient klagt über Ziehen und Reißen, der andere über Stiche oder dumpfes Bohren. Das Ergebnis ist jedoch immer das gleiche. Wenn einem Menschen mit einer Entzündung des Ischiasnervs nicht geholfen werden kann, nimmt er allmählich eine schiefe Haltung an. Er tut das automatisch, um das kranke Bein zu schonen. Wird es trotzdem immer noch schlimmer, ist das Bein eines Tages gelähmt.

Ischias – das ist die häufigste Erkrankung der Beine. Und es ist leider eine Tatsache, daß es trotz aller Behandlung immer wieder zu Rückfällen kommt.

Die Möglichkeiten der Behandlung, die die Medizin kennt, sind ziemlich vielfältig. Man kann das kranke Bein ruhigstellen und mit Wärme und Bestrahlungen behandeln. Dem Patienten ist damit jedoch wenig geholfen, denn er muß den ganzen Tag im Bett liegen und kann nur hoffen, daß die Schmerzen irgendwann aufhören.

Man kann auch schmerzstillende und entzündungshemmende Mittel in Form von Tabletten, Tropfen und Spritzen geben. Bewährt haben sich in dieser Hinsicht Novocain, Procain und das Vitamin B 1.

Aber alle diese Methoden führen nur zur Schmerzfreiheit. Sie können das Leiden nicht endgültig heilen. Und sie haben vor allem den Nachteil, daß der Körper im Laufe der Zeit mit Medikamenten regelrecht vollgepumpt wird. Er stumpft ab, er braucht immer stärkere Dosierungen, damit es überhaupt noch wirkt, und er wird unweigerlich vergiftet. Denn das bleibt bei keinem Medikament aus, wenn man es über eine längere Zeit einnehmen muß. Da wird nur, wie man im Volksmund sagt, der Teufel mit dem Beelzebub ausgetrieben. Man kann auch sagen, daß man vom Regen in die Traufe kommt.

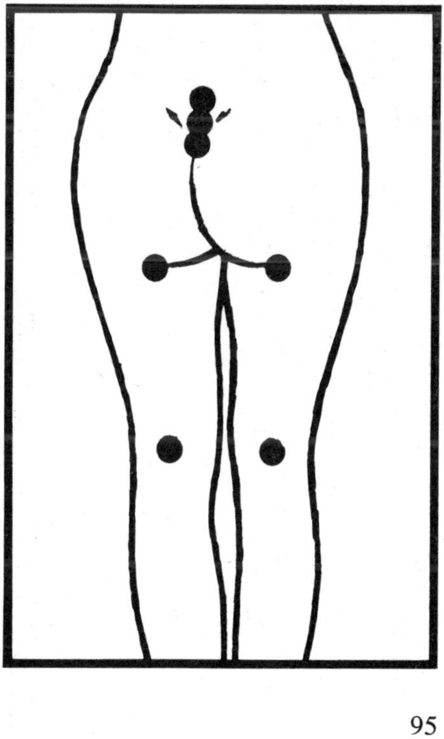

Die wichtigsten Punkte gegen Ischiasschmerzen befinden sich auf Rücken und Beinen.

Ischias

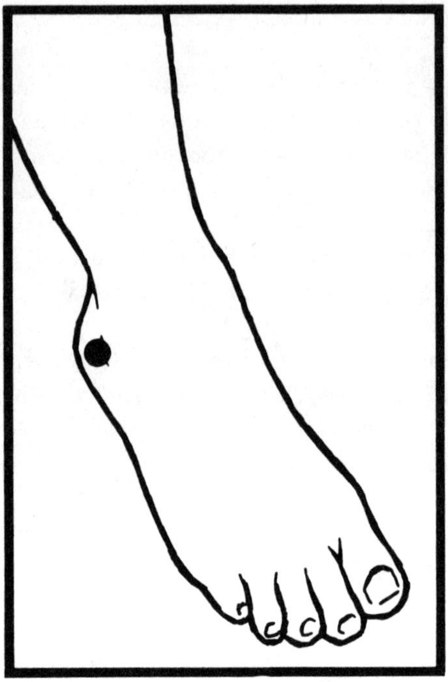

Bei Ischias ist der »Meisterpunkt« aller Schmerzen ganz besonders wichtig.

Wenn ein Patient mit einem Ischiasleiden zum erstenmal zum Arzt kommt und seine Beschwerden schildert, muß ja zunächst eine genaue Diagnose gestellt werden. Denn der Arzt muß sicher sein, daß es der Ischiasnerv ist und nicht etwa Rheuma. Um die richtige Diagnose stellen zu können, gibt es eine ganz einfache Methode, die auch von den meisten Ärzten angewendet wird: Sie drücken mit dem Daumen oder einem Finger fest auf drei bestimmte Stellen. Erst **in die Hautfalte direkt unterhalb des Gesäßes**, dann **in die Mitte der Kniekehle**, schließlich **in die Mitte zwischen dem äußeren Knöchel und der Ferse**.

Wenn es sich tatsächlich um eine Entzündung des Ischiasnervs handelt, zuckt der Patient bei allen drei Punkten zusammen. Er hat das Gefühl, mit einem Messer gestochen zu werden. Und bei allen drei Punkten schießt der Schmerz durch das gesamte Bein.

Jeder Arzt, der diese Untersuchung durchführt, betreibt Akupressur – meistens, ohne es zu wissen. Er macht es ja nur zur Untersuchung. Die chinesische Akupressur aber geht einen wichtigen Schritt weiter. Sie massiert diese Punkte nicht nur zur Untersuchung, sondern zur Schmerzbefreiung. Sie brauchen deswegen nicht einmal zum Arzt zu gehen. Wenn

Sie ein Ischiasleiden haben, können Sie sich zu Hause behandeln, und Sie brauchen keine Tabletten.

Zuerst muß man die Punkte unterhalb des Gesäßes, in der Kniekehle und am Fuß einmal finden. Das macht man am besten genauso wie der Arzt: Man drückt ganz fest zu. Dann spürt man, wo die richtige Stelle ist.

Für die weitere Behandlung aber ist das feste Drücken nicht mehr erforderlich. Es gibt vielmehr zwei andere Möglichkeiten. Entweder klopft man mit der Fingerkuppe leicht gegen diese Stellen, oder man legt die Fingerkuppe locker auf die Haut und macht kreisende Bewegungen. Etwa dreißig Sekunden für jeden Punkt genügen in den meisten Fällen, um sich sofort von den Schmerzen zu befreien, die man im Augenblick hat. Dabei ist es im Grunde gleichgültig, in welcher Reihenfolge man die Punkte akupressiert. Viele Ärzte in China empfehlen allerdings mit dem Punkt anzufangen, der auf Druck am heftigsten mit Schmerzen reagiert.

Es gibt zur Ischiasbehandlung noch einige weitere Punkte in der Akupressur. Sie befinden sich **am äußeren Rand des unteren Endes der Wirbelsäule**, also am Kreuz- und am Steißbein. Um sie zu akupressieren, muß man nach hinten auf den Rücken greifen. Dann legt man sich die vier Finger der Hand auf die Haut und macht kreisende Bewegungen, wobei man nicht die Haut reibt, sondern sie gegen den Knochen drückt und hin und her schiebt.

Da die Ischiasschmerzen meist nur in einem Bein auftreten und nicht in beiden, genügt es auch, nur die kranke Seite zu akupressieren. Aber das muß jeder an sich selber ausprobieren. Denn ich weiß von einigen Patienten, die es als angenehmer und auch wirkungsvoller empfinden, wenn sie auch die gesunde Seite behandeln.

Ich will kein Hehl daraus machen, daß auch die Akupressur eine Entzündung des Ischiasnervs nicht ein für allemal heilen kann. Aber Sie werden Ihre Schmerzen los – ohne Tabletten.

Knochenbrüche

Es kann jedem von uns in jeder täglichen Lebenslage passieren. Eine Hausfrau kann beim Fensterputzen von der Treppenleiter fallen. Ein Auto- oder Radfahrer kann einen Unfall haben. Ein Kind kann beim Spielen vom Baum stürzen. Und ein harmloser Fußgänger stolpert über eine Stufe und schlägt der Länge nach hin.

Das Ergebnis: ein stechender Schmerz, der sich immer mehr ausbreitet. Im Bein, im Fuß, im Arm oder in der Hand. Man steht auf und sagt sich ein wenig verwundert: Naja, außer diesem Schmerz scheint alles in Ordnung zu sein.

Aber dann will man das Bein, den Fuß, den Arm oder die Hand bewegen – und auf einmal geht es nicht mehr. Oder es geht nur noch sehr schwach und mühsam. Vielleicht denkt man noch, daß es von dem Schmerz kommt, daß unter Umständen der Muskel an der betreffenden Stelle etwas mitbekommen hat. Doch weil es nicht besser wird, geht man zum Arzt. Eine Röntgenaufnahme wird gemacht. Und erst dann erfährt man, was wirklich geschehen ist: man hat sich einen Knochen gebrochen.

Nicht jeder Sturz und nicht jeder Unfall muß notgedrungen einen Knochenbruch zur Folge haben. Aber fragen Sie einmal in Ihrem Bekanntenkreis nach Knochenbrüchen. Mindestens jeder zweite hat sich schon einmal einen Knochen gebrochen. Und sei es auch nur der kleine Finger bei der Hausarbeit oder ein Zeh beim Skifahren.

Dabei sind unsere Knochen nicht einmal so starr und steif, wie die meisten Menschen annehmen. Sie sind vielmehr bis zu einem gewissen Grad dehnbar, und man kann sie auch biegen. Allerdings verlieren sie diese Eigenschaft im Laufe der Jahre immer mehr. Von kleinen Kindern kann man noch sagen: Sie fallen wie die Katzen. Stürze, bei denen ein älterer Mensch sich alle Knochen brechen würde, überstehen sie mit katzenhafter Geschmeidigkeit, weil junge Knochen mehr nachgeben. Ein augenblicklicher Schmerz, ein Schütteln – und schon ist alles vergessen.

Zwischen dem achtzehnten und zwanzigsten Lebensjahr haben die Knochen ihr Wachstum beendet. Von nun an werden sie immer starrer und steifer. Sie verlieren immer mehr an Elastizität. Sie behalten jedoch immerhin soviel davon, daß man auch bei einem vierzigjährigen Menschen den Schädel um ganze anderthalb Zentimeter zusammenpressen könnte. Sie werden es kaum glauben, aber die Schädelknochen halten es aus. Sie brechen nicht auseinander. Obwohl es natürlich barbarisch wäre, mit einem Menschen einen solchen Versuch zu machen.

Wenn ein Knochen gebrochen ist, dann muß man zum Arzt. Da hilft alles andere nicht. Auf dem Operationstisch werden die Bruchstellen aneinandergefügt, und danach wird das Körperteil in Gips gelegt. Denn die Bruchstellen müssen, um wieder anwachsen zu können, vollkommen ruhiggestellt sein.

Je nach dem Schweregrad des Bruches und nach den Selbstheilungskräften des Körpers wird nach einiger Zeit der Gips abgeschlagen. Eine neue Röntgenaufnahme beweist, daß alles wieder in bester Ordnung ist.

Es folgt der erste Schritt, die erste Hand- oder Armbewegung. Und dabei geschieht das Unfaßbare. Denn mit der Bewegung klappt es durchaus nicht so, wie man es erwartet hatte. Der Fuß knickt einfach weg, die Hand oder der ganze Arm hängt schlaff vom Körper herunter.

Ich glaube, daß jeder, der so etwas einmal am eigenen Leibe erfahren hat, im ersten Augenblick nur einen Gedanken hat. Er ist fest davon überzeugt, daß die Ärzte einen Fehler gemacht haben, daß der Knochen gar nicht angewachsen ist, daß man ihn belogen hat, daß er nun für immer ein Krüppel bleibt.

Aber glauben Sie mir: Es ist tatsächlich alles in Ordnung. Nur müssen sich Gelenke und Muskeln erst wieder an die Bewegung gewöhnen. Man

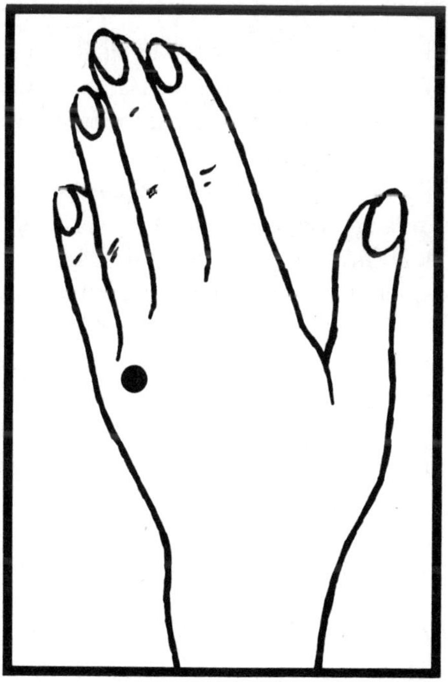

Der wichtigste Punkt, um nach einem Finger- oder Handbruch die Gelenkigkeit wieder herzustellen.

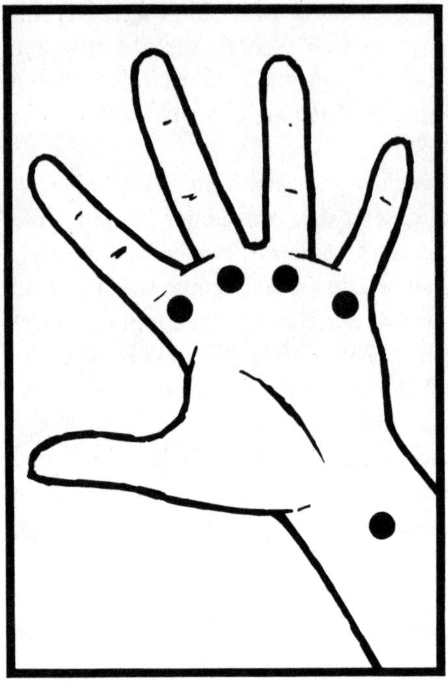

Die vier Punkte unterhalb der Fingeransätze sind ebenfalls bei Brüchen von Hand oder Finger zu akupressieren.
Der Punkt im Handgelenk macht den ganzen Arm wieder gelenkig.

muß sozusagen wieder laufen lernen. Mit Hilfe der Akupressur schafft man es in kürzester Zeit. Das scheinbar erlahmte Glied wird schon nach wenigen Selbstbehandlungen wieder voll bewegungsfähig.

Je nach Bruchstelle muß man verschiedene Punkte behandeln:

Bei einem **Hand- oder Fingerbruch**: Der wichtigste Punkt liegt in der **Verlängerung der Falte zwischen Ringfinger und kleinem Finger auf dem Handrücken**. Das klingt schwierig, ist aber sehr leicht zu finden. Legen Sie zuerst den Mittelfinger der gesunden Hand zwischen die beiden Knöchel von Ring- und kleinem Finger der erkankten Hand. Fahren Sie dann mit kräftigem Druck auf dem Handrücken nach oben. Sie spüren hier eine Art Rinne, die sich nach etwa zwei bis drei Zentimetern vertieft. Diese Vertiefung müssen Sie kräftig akupressieren. Fünfmal fest zudrücken, eine Viertelstunde Pause machen, wieder fünfmal fest zudrücken. Zwei Stunden lang in viertelstündigem Abstand. Dann nur noch alle halbe Stunde. Nach weiteren zwei Stunden nur noch pro Stunde einmal, falls sich die Besserung nicht längst eingestellt hat.

Vier weitere Punkte befinden sich **unterhalb der Fingeransätze auf der Handfläche**. Wenn Sie den Zeigefinger der gesunden Hand nacheinander auf die vier Handknöchel der kranken Hand legen und auf der anderen

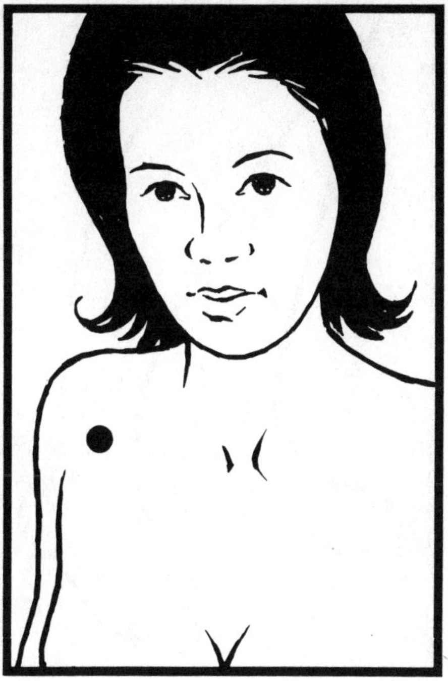

Der zweite Punkt bei Ungelenkigkeit des Armes nach einem Bruch liegt auf der Vorderseite der Schulter.

Seite, auf der Innenfläche der Hand also, mit dem Daumen fest zudrükken, spüren Sie auch dort ein Knöchelchen. Hier sind die richtigen Punkte. In halbstündigem Abstand werden sie alle vier nacheinander zwei- bis dreimal fest gedrückt.

Nach einem **Armbruch** werden zwei Stellen akupressiert, um den Arm wieder gelenkig zu machen: zuerst die **Innenseite des Handgelenks**. Also dort, wo der Arzt den Puls fühlt. Man akupressiert am besten, indem man die gesunde Hand um das Handgelenk herumlegt und mit dem ganzen Daumen behandelt. Auch hier gilt wieder: fest zudrücken. Etwa fünfmal in halbstündigem Abstand.

Der zweite Punkt liegt an einer Stelle, über die wir schon öfter gesprochen haben. Auf der **Vorderseite der Schulter nämlich**, und zwar an ihrer vorgewölbtesten Stelle. Hier bitte nicht mit einfachem Druck akupressieren, sondern in kreisenden Bewegungen die Haut gegen den Knochen verschieben.

Für die Akupressur nach einem **Bein- oder Fußbruch** genügt im allgemeinen ein einziger Punkt. Bitte setzen Sie sich ganz entspannt in einen bequemen Sessel und lassen Sie den Fuß locker auf dem Boden ruhen. Alle Muskeln müssen völlig entspannt sein – das ist wichtig.

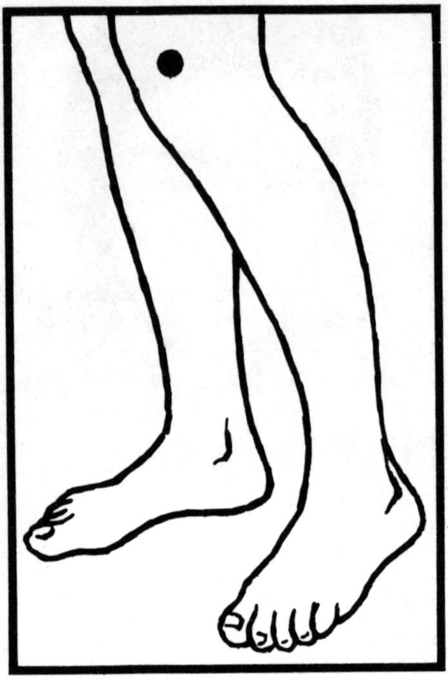

Nach Bein- oder Fußbrüchen genügt in den meisten Fällen ein einziger Punkt.

Nun tasten Sie einmal die Gegend **neben der Kniescheibe** ab. Nicht auf der Innen-, sondern auf der **Außenseite des Beines**. Auch hier finden Sie einen hervorspringenden Knochen. Tasten Sie etwas tiefer, und Sie rutschen in ein kleines Loch hinein. Hier müssen Sie akupressieren. Drücken Sie mehrmals fest zu und schieben Sie die Haut gegen den Knochen hin und her.

Bei einem Fußbruch kann man zusätzlich noch den »Meisterpunkt der Schmerzen« akupressieren. Er befindet sich genau in der **Mitte zwischen dem äußeren Fußknöchel und der Ferse** und ist druckempfindlich. Achten Sie bitte auch hier darauf, daß während der Akupressur alle Muskeln in Fuß und Bein locker sind. Die heilenden Reize, die mit der Akupressur ausgeübt werden, können sich dann ungehindert fortpflanzen.

Koliken

Jeder weiß, was eine Kolik ist: ein heftiger, plötzlich einsetzender Schmerz, der vielleicht nur einige Minuten, vielleicht aber auch mehrere Stunden dauert. Doch glauben Sie mir: Was eine Kolik ist, das wissen so richtig nur die Menschen, die schon einmal eine Kolik gehabt haben. Der Schmerz ist fürchterlich. Er ist fast unerträglich.

Am häufigsten wird eine **Kolik durch Nierensteine** verursacht. Wenn man sich einmal überlegt, welche Funktion die Nieren haben und wie sie arbeiten, dann leuchtet einem sofort ein, daß es in diesem hochkomplizierten Organ sehr leicht zu einer Störung kommen kann. Und mit dieser Störung über kurz oder lang auch zur Bildung von Steinen.

Zunächst haben die Nieren die Aufgabe, das Blut zu reinigen. Sie sind wie Filter, durch die das Blut ununterbrochen hindurchgepumpt wird. Gifte und Schlackenstoffe bleiben in den beiden Nieren hängen und werden ausgeschieden. Fünfhundert Liter Blut sind es pro Tag, die durch die Nieren laufen und gereinigt werden müssen.

Zweitens haben die Nieren die Aufgabe, das überschüssige Wasser im Körper zu sammeln und in Harn zu verwandeln, ehe es ausgeschieden werden kann. Auch das ist mehr, als man normalerweise annimmt.

Oder wußten Sie, daß Sie jeden Tag Ihrem Körper drei Liter Wasser zuführen? Nein, nicht nur mit den Getränken, sondern auch mit dem Essen. Denn in den meisten Speisen ist ein ziemlich hoher Wassergehalt. Das meiste davon wird über die Nieren ausgeschieden. Nur ein kleiner Teil verläßt unseren Körper als Schweiß. Und ein noch kleinerer Teil verdampft bei der Atmung in der Lunge.

Um die entgiftende Arbeit erfüllen zu können, braucht die Niere eine Reihe von Salzen und Säuren. Und gerade hier liegt die Gefahr. Denn manchmal passiert es, daß mit all der Flüssigkeit auch ein festes Partikelchen ins Nierenbecken hineingespült wird. An diesem Partikelchen setzen sich dann die Salze in der Form von Kristallen fest. Nach und nach bildet sich so aus Oxalat, Phosphat oder Urat ein Stein, der so groß wie ein Hühnerei werden kann.

Solange der Stein im Nierenbecken herumschwimmt, verursacht er überhaupt keine Beschwerden.

Eines Tages aber gerät der Stein zufällig in die Harnwege und klemmt sich dort fest. Das ist genau der Zeitpunkt, an dem es zu einer Kolik kommt. Aus der Lendengegend strahlt der Schmerz nach vorn in den Unterleib aus, in schlimmen Fällen sogar bis in die Oberschenkel.

Genauso stark sind die Schmerzen bei einer **Gallenkolik**. Auch hier gilt das, was ich über die Nierensteine gesagt habe. Gallensteine, die sich aus Cholesterin und Kalk bilden, verursachen überhaupt keine Beschwerden, solange sie in der Gallenblase schwimmen. Aber wehe, sie verklemmen sich. Dann kommt es unweigerlich zu einer Kolik. Man spürt die Schmerzen im rechten Oberbauch. Sie strahlen in den Rücken und bis in die rechte Schulter aus. Um eine Nieren- von einer Gallenkolik unterscheiden zu können, ist es deshalb wichtig, daß der Patient dem Arzt genau angibt, wo er die Schmerzen hat. Nur so kann der Arzt die richtige Behandlung durchführen.

Es sei gleich gesagt, daß man durch die Akupressur einen Nierenstein oder einen Gallenstein nicht auflösen kann. Meistens ist es nur möglich, den Stein durch eine Operation zu entfernen.

Aber die Schmerzen einer Kolik – die kann man sich ersparen, wenn man die richtigen Akupressur-Punkte behandelt.

Für die wichtigsten Punkte braucht man fremde Hilfe. Denn diese Punkte liegen auf dem Rücken. Begonnen wird mit der Akupressur **auf der rechten Schulter**. Dann folgt eine Reihe von Punkten, die **von oben nach unten rechts neben der Wirbelsäule** liegen. Man muß sich sozusagen

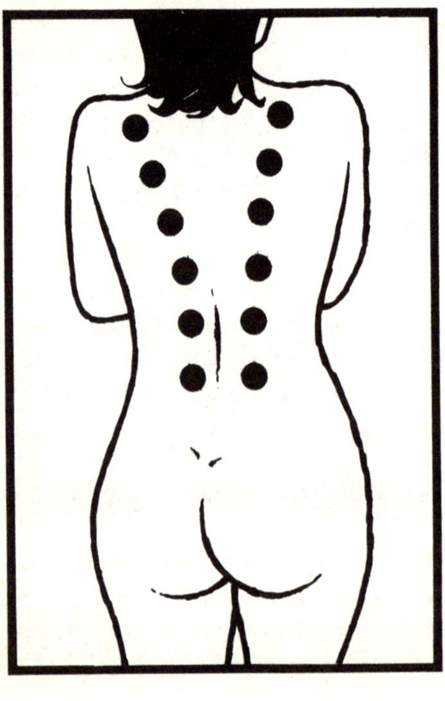

Um eine Kolik zu bekämpfen, braucht man fremde Hilfe. Denn selber erreicht man die Punkte auf dem Rücken nicht.

von oben nach unten »durcharbeiten«. Am besten nimmt man dazu den Daumen, aber bitte nicht den Nagel.

Der Druck auf die Rückenpunkte soll kurz, aber stark sein. Also ruhig fest zudrücken. Und wenn der Schmerz nicht sofort nachläßt, das Ganze von oben nach unten wiederholen.

Falls man niemanden hat, der einem helfen kann, versucht man es an einer Stelle, die man leicht selber erreichen kann. Man legt sich auf den Rücken und entspannt sich erst einmal. Vor allem die Bauchdecke muß locker sein. Dann legt man sich die rechte Hand auf den **rechten Oberbauch**. Die Hand sollte so liegen, daß man mit dem Daumen noch die unterste Rippe ertasten kann. Jetzt mehrmals so fest wie möglich drücken, und zwar mit der ganzen Handfläche.

Der Erfolg ist bei fast jedem Menschen anders. Bei dem einen genügt es, zwei- oder dreimal zu drücken. Ein anderer muß unter Umständen mehr als zehnmal akupressieren, ehe der Schmerz verschwindet. Es ist wie bei vielen anderen Akupressur-Behandlungen auch. Jeder muß für sich selber herausfinden, welche Dauer und welchen Druck er braucht, damit es ihm hilft. Einen Schaden kann man in diesem Fall nicht anrichten. Auch dann nicht, wenn man zwanzig- oder dreißigmal akupressiert.

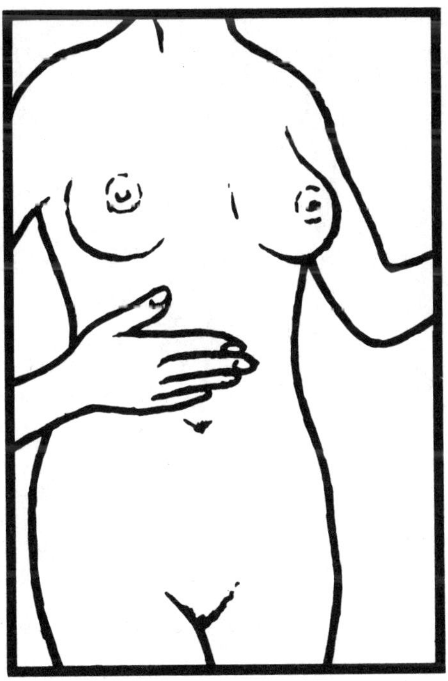

Hier handelt es sich nicht um einen einzelnen Punkt, sondern um eine Fläche in Handgröße, die akupressiert wird.

Koliken

Auch die nächsten Punkte erreicht man bei einer Kolik leicht selber. Legen Sie sich bitte auf den Rücken und winkeln Sie die Beine an. Mit den Händen erreichen Sie jetzt die Außenseite der Unterschenkel. Fangen Sie etwa **in der Mitte zwischen den Knien und den Fersen an** und akupressieren Sie **von dort nach unten bis kurz unterhalb der äußeren Knöchel**. Auch hier ist ein möglichst starker Druck erforderlich. Und bitte achten Sie darauf, daß die Beinmuskeln nicht angespannt und erst recht nicht verkrampft sind. Es muß alles ganz locker sein, weil angespannte Muskeln wie eine Blockade sind, die den Druckreiz nicht weiterleiten.

Eine Kolik ist immer eine sehr ernste Sache. Gleichgültig, ob sie nun durch einen Nieren- oder durch einen Gallenstein hervorgerufen wird. Ich muß deshalb noch einmal betonen, daß die Akupressur zwar die Schmerzen beseitigen, aber nicht den Stein verschwinden lassen kann. Wenn Sie eine Kolik haben, gehen Sie bitte auf jeden Fall zum Arzt.

Eine Ausnahme besteht nur dann, wenn der Stein noch verhältnismäßig klein ist. Durch die Akupressur der angegebenen Punkt werden die Harn- und Darmwege zu einer erhöhten Tätigkeit angeregt. Bei kleineren Steinen führt das dazu, daß sie auf natürlichem Wege mit dem Harn oder dem Kot den Körper verlassen. Aber wie gesagt: nur bei kleinen Steinen.

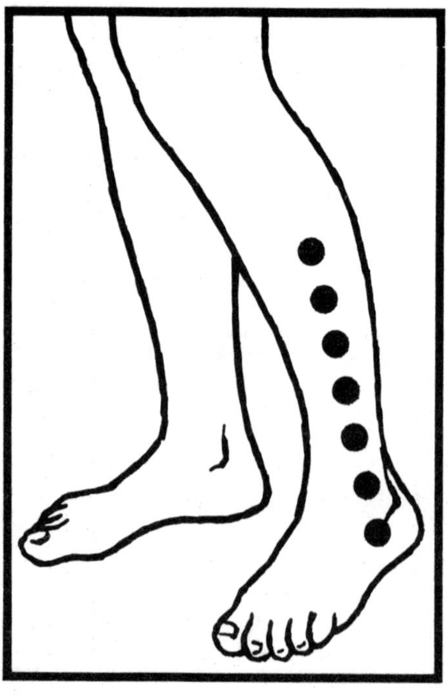

Bei der Akupressur der Punkte am Bein ist darauf zu achten, daß alle Muskeln locker sind.

Kopfschmerzen

Es gibt ein Leiden, das jeden von uns gelegentlich plagt: Kopfschmerzen. Diese Kopfschmerzen können die verschiedensten Ursachen haben. Ein Wetterumschwung, ein verdorbener Magen, ein kranker Zahn, eine Erkältung, zuviel Alkohol und Nikotin, ein gestörter Kreislauf – das sind nur einige der Dinge, die zu Kopfschmerzen führen können.

Aber um welche Art von Kopfschmerzen es sich auch immer handeln mag – durch die Akupressur kann man sie selber beseitigen oder zumindest lindern. Es gibt eine ganze Reihe von Hautpunkten, von denen aus man durch leichte Massage oder festen Druck die Kopfschmerzen beeinflussen kann.

Die einfachste Methode ist die Locus-dolendi-Pressur. Locus dolendi bedeutet: **Ort des Schmerzes**. Wenn die Kopfschmerzen zum Beispiel nur über dem rechten Auge in der Stirn auftreten, dann ist das der Ort des Schmerzes. Oft genügt es schon, mit der Fingerkuppe fest gegen diesen Punkt zu drücken. Allerdings müssen dabei einige Regeln beachtet werden. Durch Abtasten muß zunächst festgestellt werden, wo sich die druckempfindlichste Stelle befindet. Genau dort muß man pressen und massieren, und zwar so fest wie möglich.

In den meisten Fällen wird dadurch der Schmerz zunächst einmal verstärkt. Aber das ist nur ein Zeichen dafür, daß man die richtige Stelle gefunden hat.

In der Akupressur werden die Locus-dolendi-Punkte auch als persönliche Punkte oder als Punkte außerhalb der Meridiane bezeichnet. Sie liegen nämlich meistens nicht auf den zwölf Haupt- und zwei Nebenmeridianen, die aus der Akupunktur bekannt sind. Sie befinden sich vielmehr bei jedem Menschen an einer anderen Stelle.

Die nächsten Punkte, von denen aus man Kopfschmerzen lindern kann, sind in der chinesischen Akupunktur unbekannt. Sie liegen an den **Ohrläppchen**.

Dazu muß einiges gesagt werden. Außer der chinesischen Körper-Akupunktur gibt es die Ohr-Akupunktur. Ihre Ursprünge sind bis heute nicht restlos aufgeklärt. Man vermutet, daß die Ohr-Akupunktur von arabischen und indischen Volksstämmen entdeckt und angewendet wurde. Alte Bilddokumente beweisen, daß sie im Mittelalter auch in Europa schon bekannt war.

Bei der Ohr-Akupunktur und auch bei der Ohr-Akupressur muß man sich den gesamten menschlichen Organismus in die Form der Ohren

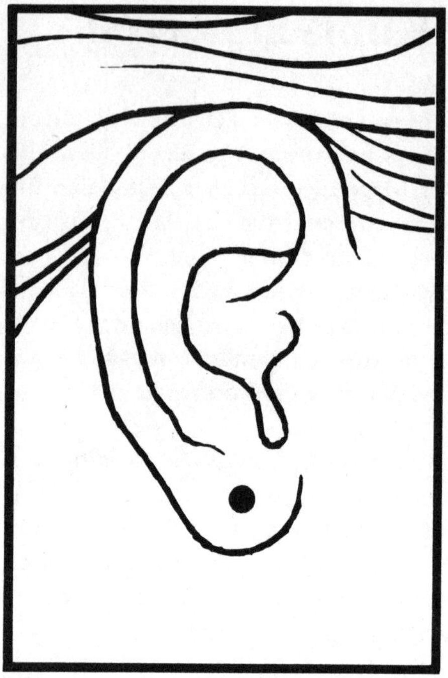

Die Ohrpunkte gegen Kopfschmerzen werden links und rechts gleichzeitig akupressiert.

hineindenken. Und zwar genauso, wie wir alle einmal als werdende Lebewesen im Mutterleib gelegen haben: mit dem Kopf nach unten und mit den angezogenen Beinen nach oben.

Man braucht sich das nur einmal bildlich vorzustellen, dann ist die Ohr-Akupressur sehr leicht zu verstehen. Unten am Ohr, am Ohrläppchen, befindet sich die zugehörige Stelle für alles, was im Kopf geschieht. Am oberen Ohrrand haben die Beine und Füße ihre entsprechenden Punkte.

Die Akupressur am Ohr gegen Kopfschmerzen wird so durchgeführt, daß man beide Ohrläppchen gleichzeitig zwischen Daumen und Zeigefinger zusammenpreßt. Meistens wird man feststellen, daß es auch an den Ohrläppchen besonders druckempfindliche Stellen gibt. Genau auf sie kommt es an. Sie müssen bei Kopfschmerzen so fest wie möglich gepreßt werden, auch wenn das Pressen an den Ohren zunächst zusätzliche Schmerzen verursacht.

Viele Menschen werden beim Abtasten ihrer Ohrläppchen unter der Haut kleine Kügelchen fühlen. Sie können winziger sein als Stecknadelköpfe. Es handelt sich dabei um sogenannte Gelosen, die sich vor allem dann bilden, wenn die Kopfschmerzen bereits chronisch geworden sind.

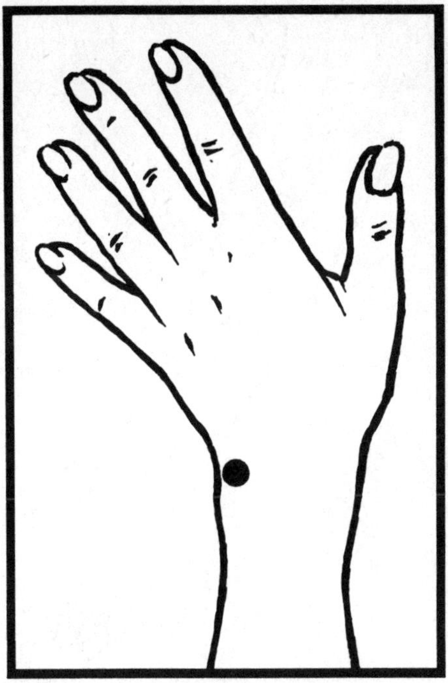

Der Punkt auf dem Handrücken ist nicht ganz leicht zu finden. Man muß sich langsam herantasten.

Erfahrene Akupresseure empfehlen, in diesen Fällen nicht zu fest zu massieren. Andererseits empfehlen sie aber auch eine regelmäßige Akupressur. Morgens, mittags und abends jeweils drei bis vier Minuten. Im Laufe der Zeit lösen sich die Gelosen dann auf – und auch die Kopfschmerzen verschwinden.

Ein weiterer wichtiger Punkt gegen Kopfschmerzen befindet sich auf dem **Handrücken**. Er ist allerdings nicht ganz einfach zu finden. Am besten macht man folgendes:

Man legt den Daumen der rechten Hand zwischen die Knöchel des kleinen und des Ringfingers der linken Hand. Dann fährt man in einer senkrechten Linie den Handrücken hoch. Etwa dort, wo man normalerweise die Armbanduhr trägt, rutscht der Daumen deutlich spürbar in eine Vertiefung hinein. Wenn man nun in dieser Vertiefung etwas fester drückt, findet man wieder einen druckempfindlichen Punkt. Ebenso ist es auf dem rechten Handrücken. Beide Punkte sind in der Akupressur besonders dann geeignet, wenn die Kopfschmerzen durch eine Verengung der Blutgefäße im Kopf entstanden sind. Vom rechten Handrücken aus kann man die rechte Kopfhälfte beeinflussen – vom linken Handrücken die linke Kopfhälfte.

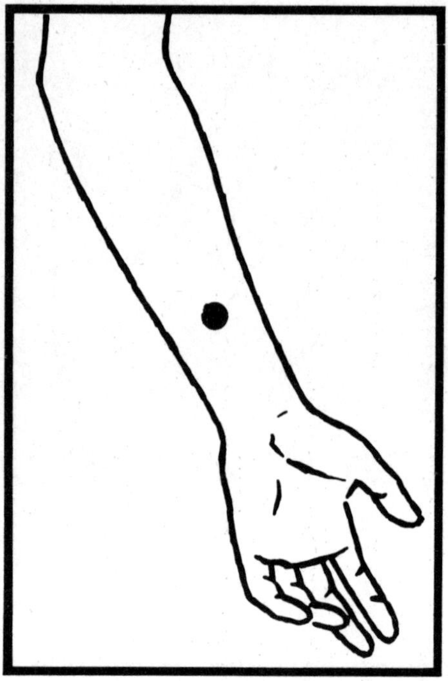

Der Punkt oberhalb der Handgelenksfurche hilft nicht nur bei einfachen Kopfschmerzen, sondern auch bei Migräne.

Die nächsten beiden Punkte gegen Kopfschmerzen liegen auf der anderen Seite des **Armes**. Dort, wo die Hand aufhört und der Arm beginnt, gibt es eine Furche – die Handgelenksfurche. Wenn man nun – in der Mitte des Armes – drei Fingerbreit nach oben geht, findet man den Punkt Nummer sechs auf dem Meridian Kreislauf-Sexualität. Auch er reagiert schmerzhaft auf festen Druck. Zur Behandlung ist er vor allem dann geeignet, wenn es sich bei den Kopfschmerzen um Migräne handelt. Tritt die Migräne links auf, ist dieser Punkt am linken Arm zu pressen. Bei rechtsseitiger Migräne behandelt man den rechten Arm.

Nehmen Sie sich Zeit, wenn Sie die richtigen Punkte suchen. Geben Sie nicht gleich auf, wenn es beim ersten Versuch nicht klappt. Es ist nun einmal wichtig, die druckempfindlichen Punkte genau zu treffen. Aber mit ein wenig Geduld geht das immer. Sie müssen nur solange herumtasten, bis Sie plötzlich merken: hier tut es auf einmal weh. Es tut weher als nur wenige Millimeter daneben. Dann haben Sie den richtigen Punkt gefunden.

Und bitte, denken Sie immer daran: Wenn die Akupressur nicht hilft, gehen Sie zum Arzt oder Heilpraktiker. Denn dann kann es sich um eine gefährliche innere Krankheit handeln.

Krampfadern

Ich glaube, für jede Frau kommt früher oder später der Zeitpunkt, zu dem sie anfängt, sich vor einem Leiden zu fürchten, von dem fast nur Frauen heimgesucht werden: Krampfadern. Man hat irgendwann und irgendwo gehört, daß Frauen mit einem stehenden Beruf besonders gefährdet sind. Man hat – ebenfalls irgendwo und irgendwann – gehört, daß es genauso gefährlich ist, wenn man als Sekretärin oder Stenotypistin den ganzen Tag auf einem Schreibtischstuhl sitzt und die Beine wegen der sitzenden Haltung nicht mehr richtig trainiert werden. Auch von den vielen anderen Ursachen für Krampfadern ist einem erzählt worden. Zum Beispiel, daß Krampfadern mit Vorliebe nach einer Schwangerschaft entstehen. Oder daß man die Veranlagung, Krampfadern zu bekommen, geerbt haben kann. Auch eine schlechte Verdauung oder Übergewicht können zu Krampfadern führen.

Sehen Sie, wenn ich die Treppe hinunterfalle und mir ein Bein breche, dann tut das zwar weh, und ich ärgere mich wahrscheinlich über meine eigene Ungeschicklichkeit. Aber ich weiß wenigstens, wieso ich mir das Bein gebrochen habe.

Bei einer Krankheit wie Krampfadern, die so viele verschiedene Ursachen haben kann, ist man dagegen unsicher und nervös. Woher kommen sie denn nun, diese strangartigen, bläulich durch die Haut schimmernden und wirklich nicht schön anzusehenden Blutadern? Weil man ein Kind bekommen hat? Weil man die Veranlagung geerbt hat? Weil man einen stehenden Beruf als Verkäuferin – oder einen sitzenden als Sekretärin hat?

Die pharmazeutische Industrie, die Hersteller von Salben, Tropfen, Tabletten und Dragées – sie haben sich diese Unsicherheit zunutze gemacht. Sie haben eine wahre Fülle von Präparaten gegen Krampfadern entwickelt, und sie haben meiner Ansicht nach damit die Unsicherheit noch vergrößert. Denn nun fragt sich jede Frau: Welches von diesen unendlich vielen Medikamenten ist denn nun das richtige für mich?

Krampfadern entstehen, wenn sich venöses Blut in den Beinen staut. Normalerweise fließt ja das Blut aus den Beinen ohne Rückstände durch die Venen zum Herzen zurück. Damit es in diesen Venen nicht immer wieder nach unten absackt, hat sich die Natur etwas sehr Kluges ausgedacht: sie hat dafür gesorgt, daß die Venen Klappen haben, die sich nur nach oben öffnen. Sie öffnen sich, wenn ein Schub Blut von unten kommt. Dann schließen sie sich und verhindern ein Zurückfließen. Damit sie sich aber richtig – sozusagen wasserdicht – schließen können, müssen die Venen straff sein. Werden die Venen schlaff, schließen die Klappen nicht mehr. Etwas Blut, dem Gesetz der Schwerkraft gehorchend, sickert nach unten zurück, bleibt zuerst in den Venen und dringt schließlich auch in das umliegende Gewebe ein. Das alles ist ein Prozeß, der nicht von heute auf morgen vor sich geht. Einen akuten Anfall von Krampfadern gibt es nicht. Es geht langsam, ja schleichend. Aber eines Tages sind sie da, die gefürchteten Krampfadern.

Und was dann?

Die westliche Schulmedizin kennt im Prinzip drei Möglichkeiten. Entweder werden Gummistrümpfe verordnet. Sie drücken das Bein zusammen, wirken also von außen nach innen, um den Venen wieder Straffheit zu verleihen.

Aber jeder Arzt wird Ihnen sagen, daß Gummistrümpfe keine dauerhafte Hilfe sind, weil sie rein mechanisch wirken und die Schlaffheit der Venenschläuche nicht beheben können.

Die zweite Möglichkeit ist die Verödung. Dabei wird eine Lösung von Kochsalz oder Traubenzucker in die erkrankte Vene eingespritzt. Die Spritze bewirkt, daß diese Vene schrumpft, zugrunde geht und schließlich nicht mehr vorhanden ist.

Es ist logisch, daß der Arzt bei der Verödung vorher ergründen muß, ob die kranke Vene tatsächlich überflüssig ist und ob das Blut genügend andere Möglichkeiten hat, zum Herzen zurückgepumpt zu werden.

Dasselbe gilt für die dritte Möglichkeit, das sogenannte »Stripping«. Dabei handelt es sich um eine operative Entfernung der Krampfadern. Erst wird eine Sonde, eine Art Schiene in die Vene eingeführt. Dann wird die Vene so weit oben wie möglich abgebunden und durchtrennt. Schließlich wird sie unten mitsamt der Sonde aus dem Bein herausgezogen.

Es ist kein Geheimnis, daß alle drei Methoden große Nachteile haben. Was die Strümpfe betrifft, da sagte ich es schon. Aber auch Verödung und Operation sind keine sicheren Hilfsmittel. Denn die Erfahrung hat gezeigt, daß die Krampfadern zwar erst einmal verschwinden, daß sie sich aber in den meisten Fällen nach einiger Zeit von neuem bilden. Und dann geht die ganze Prozedur von vorne los . . .

Ich muß Ihnen das alles so ausführlich erzählen, damit Sie verstehen, warum man sich bei Krampfadern mit der Akupressur tatsächlich selber helfen kann. Und ich muß noch etwas erklären: Daß die Venen schlaff werden und die Klappen nicht mehr richtig schließen, liegt meistens an einer Schwäche des Bindegewebes, das die Venen umschließt und ihnen ihren Halt gibt. Ein schwaches Bindegewebe ist die erste Voraussetzung für Krampfadern. Also kommt es darauf an, dieses Bindegewebe zu stärken.

Die entscheidenden Akupressur-Punkte liegen **rund um die inneren Fußknöchel**. Legen Sie erst das linke Bein über das rechte, damit Sie bequem an den linken inneren Fußknöchel mit der Hand herankommen. Akupressieren Sie mit zwei oder auch drei Fingern im Kreis rund um den Knöchel herum. Drücken Sie fest zu, auch wenn es an einigen Stellen ein wenig schmerzt.

Am besten führt man diese Akupressur dreimal am Tag durch. Morgens, in der Mittagspause und vor allem abends, wenn das Bindegewebe durch die tägliche Arbeit besonders geschwächt ist und einer Stärkung bedarf.

Der zweite wichtige Punkt liegt **eine Handbreit oberhalb der inneren Fußknöchel**, also auf der Innenseite der Unterschenkel. Wenn Sie hier die Haut mit kurzem, aber festem Druck gegen den Knochen pressen, spüren Sie den Druck als leichten Schmerz. Genau diesen Punkt müssen Sie akupressieren. Fünfmal hintereinander – und dreimal pro Tag. So jedenfalls wird es in China vorgeschlagen und auch praktiziert.

Zu Krampfadern muß ehrlicherweise noch etwas gesagt werden. Wenn

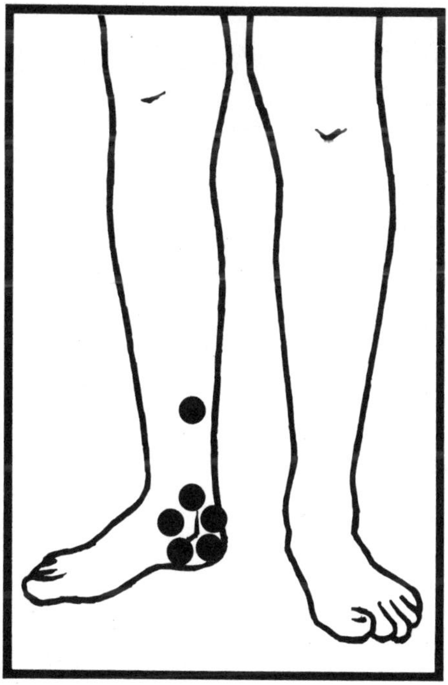

Die Punkte gegen Krampfadern liegen rund um den inneren Knöchel und am Unterschenkel.

sie bereits voll ausgebildet sind, kann die Akupressur nicht mehr helfen – ebensowenig wie Gummistrümpfe, Verödung oder Stripping. Man muß bei der Akupressur den richtigen Zeitpunkt für den Beginn der Behandlung finden. Wenn eine Frau zum Beispiel weiß, daß auch ihre Mutter Krampfadern hat, sollte sie vor dem dreißigsten Lebensjahr bereits mit der Akupressur anfangen. Wenn eine Frau ein Kind erwartet, sollte sie noch vor der Niederkunft mit der Akupressur anfangen. Und dasselbe gilt für Frauen mit einem vorwiegend stehenden oder sitzenden Beruf. Ein höchstes Alarmzeichen ist es, wenn kleine Äderchen bläulich durch die Haut schimmern. Dann ist es wirklich Zeit, mit der Akupressur etwas gegen die beginnenden Krampfadern zu tun.

Kreuz- und Rückenschmerzen

Es ist seltsam und wissenschaftlich längst noch nicht geklärt – aber es ist eine Tatsache, und jeder von uns weiß es. Von bestimmten Krankheiten werden vorwiegend Frauen befallen. Bei anderen ist die Häufigkeit der männlichen Kranken erheblich höher.

Ich meine damit nicht die typischen Frauenkrankheiten wie Unterleibsleiden zum Beispiel. Ich meine auch nicht Männerkrankheiten wie Prostatabeschwerden. Sie sind dadurch bedingt, daß eine Reihe von Organen und Funktionen bei Mann und Frau verschieden sind.

Nein, ich meine etwa die sogenannte Schaufensterkrankheit. Beim Gehen hat man so starke Schmerzen in den Beinen, daß man vor jedem Schaufenster stehenbleibt und so tut, als sähe man sich die Auslage an. Die anderen auf der Straße sollen ja nicht merken, daß man Schmerzen hat.

Diese Schaufensterkrankheit bevorzugt das männliche Geschlecht, und niemand weiß so recht, warum das so ist.

Rücken- und Kreuzschmerzen dagegen treten bei Frauen sehr viel öfter auf als bei Männern. In früheren Zeiten konnte man vielleicht noch sagen: Nun ja, eine Frau muß auf den Knien durch das Haus rutschen und saubermachen. Sie muß das Wasser in Eimern vom Brunnen holen. Sie muß überhaupt von morgens bis in den Abend hinein schwere Last tragen. Und davon bekommt man nun mal Rückenschmerzen.

Hausfrauenarbeit ist auch heute noch schwer. Trotzdem kann man die Argumente von früher nicht mehr anführen, wenn es um die Frage geht, warum jede zweite Frau unter Rückenschmerzen leidet. Es muß da innere und physiologische Zusammenhänge geben, die erst noch erforscht werden müssen.

Wie alle Schmerzen, so können auch Rückenschmerzen das Zeichen und das Alarmsignal für eine ernsthafte innere Krankheit sein. Viele Menschen haben morgens nach dem Aufstehen überhaupt keine Rückenschmerzen. Im Laufe des Tages aber wird es immer schlimmer. Das weist in den meisten Fällen auf Abnutzungserscheinungen der Wirbelsäule hin. Solange man liegt, wird die Wirbelsäule nicht belastet, und sie verursacht auch keine Beschwerden. Wenn man geht, steht oder sitzt, ist sie dagegen belastet. Dann drücken die knöchernen Wirbel oder die gallertartigen Bandscheiben auf die Nerven, die aus dem Rückenmark hervorkommen. Und das hat Schmerzen zur Folge.

Kreuz- und Rückenschmerzen

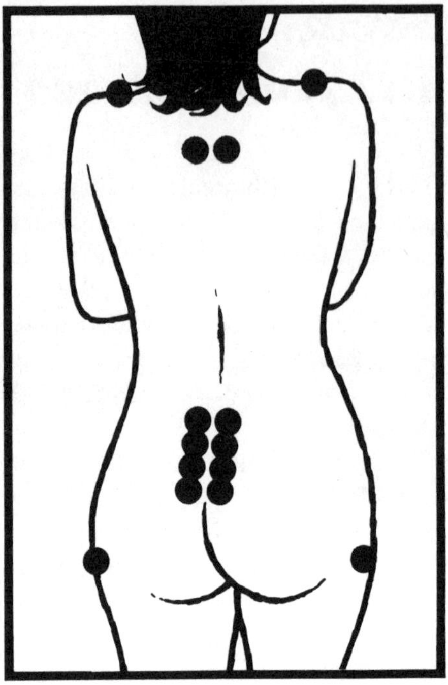

Kreuz- und Rückenschmerzen treten sehr häufig auf. Bei diesem Leiden müssen ziemlich viele Punkte akupressiert werden.

Die Abnutzungserscheinungen selber können durch Akupressur nicht beseitigt werden. Von den Schmerzen aber – und zwar von allen Arten von Rückenschmerzen – kann man sich selber durch die Akupressur befreien.

Der wichtigste Punkt gegen Rückenschmerzen befindet sich **auf den Schultern**, und zwar genau **in der Mitte zwischen der äußeren Schulterspitze und dem Halsansatz**. Am besten findet man ihn, wenn man erst einmal das Schlüsselbein sucht. Dann geht man mit der abtastenden Hand auf der Schulter weiter nach oben, in Richtung zum Rücken also. Der Punkt, auf den es ankommt, ist äußerst druckempfindlich. Deshalb ist er so leicht zu finden: er liegt dort, wo es am meisten schmerzt.

Bei der Suche nach den Akupressur-Punkten tauchen im Einzelfall immer wieder Schwierigkeiten auf. In den chinesischen Anleitungen heißt es, daß man sie mit der Fingerkuppe oder mit dem Fingernagel behandeln soll, um den besten Erfolg zu erzielen. Bei der Suche aber, so meine ich, sollte man ruhig mehrere Finger nehmen. Gerade die druckempfindlichen Punkte lassen sich auf diese Art und Weise viel schneller und ohne Probleme ermitteln. Die Behandlung kann man ja dann mit nur einem Finger durchführen.

Doch auch da gibt es Ausnahmen. Nehmen Sie nur die nächsten Punkte gegen Rückenschmerzen. Sie liegen unten auf dem Rücken, **dicht oberhalb des Gesäßes, links und rechts neben der Wirbelsäule**. Sie liegen dicht nebeneinander, und am besten behandelt man sie gleichzeitig mit den vier Fingern jeder Hand.

Weitere Punkte befinden sich **im Ohr**, und sie sind etwas schwieriger zu finden. Man muß sich sozusagen an sie heranpirschen. Tasten Sie zunächst einmal die oberen Spitzen Ihrer Ohren ab. Da gibt es einen nach unten gewölbten Wulst, der sich bei den meisten Menschen weich und fleischig anfühlt. Etwas unterhalb gibt es eine Vertiefung, eine Art Delle. Noch etwas tiefer kommt dann **wieder ein Wulst, der sich härter anfühlt**. Diesen Wulst müssen Sie bei Rückenschmerzen fest zwischen Zeigefinger und Daumen zusammenpressen. Die Schmerzen lassen dann oft schlagartig nach.

Die Akupressur ist in erster Linie dazu da, daß man sich selber von Schmerzen befreien kann. Aber wenn die bisher beschriebenen Punkte bei Rückenschmerzen nicht wirken, dann braucht man Hilfe. Denn zwei Punkte liegen oben auf dem Rücken, und man kann sie nicht selber erreichen. Die genaue Lage: **Links und rechts neben der Wirbelsäule in der Vertiefung zwischen der ersten und der zweiten Rippe**.

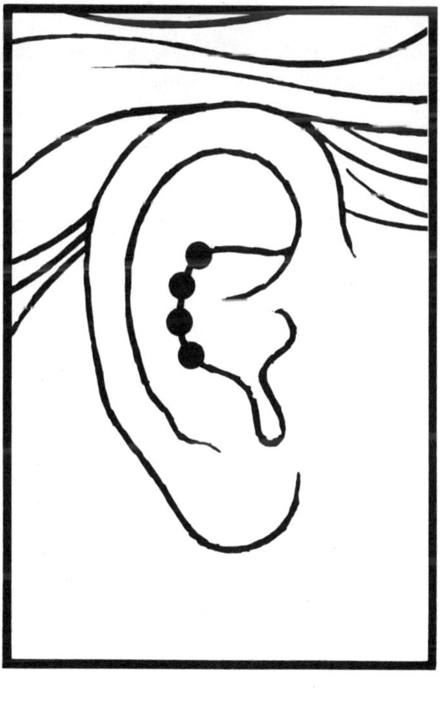

In leichten Fällen genügt es manchmal, nur die Punkte in den Ohren zu akupressieren.

Schließlich gibt es noch zwei Punkte am oberen Anfang der Oberschenkel. Und zwar dort, wo der **Oberschenkelknochen** seinen **hervorspringendsten Punkt** hat. Am besten findet man die richtige Stelle mit dem Daumen, wenn man locker und entspannt steht.

Über die Reihenfolge, in der die Punkte behandelt werden, bestehen in der Akupressur keine Regeln. Bei vielen Menschen genügen schon ein, zwei oder drei Punkte. Andere dagegen müssen alle Punkte hintereinander massieren, um den gewünschten Erfolg zu erzielen.

Wichtig ist auch, daß man nicht gleich aufgibt, wenn sich beim ersten Versuch an den Rückenschmerzen überhaupt nichts ändert. Ich kann nur immer wiederholen: Nicht einmalige Kraftanstrengung, sondern Regelmäßigkeit führt zum Ziel. Behandeln Sie sich morgens, mittags und abends. Und verzweifeln Sie nicht, wenn es einige Tage dauert.

Wir sind in der westlichen Medizin daran gewöhnt, daß eine Tablette sofort oder gar nicht hilft. Im fernöstlichen China ist das alles etwas anders. Man hat Zeit, und man hat Geduld. Was heute noch nicht hilft, das hilft vielleicht morgen. Und wenn es mit den Rückenschmerzen einmal ganz besonders schlimm ist, dann vergessen Sie bitte nicht den **Meisterpunkt** aller Schmerzen. Er liegt genau in der Mitte zwischen den äußeren Fußknöcheln und den Fersen. Pressen Sie ihn auf beiden Seiten gleichzeitig, und pressen Sie so fest wie möglich. Denn hier kommt es wirklich auf die Stärke des Drucks an. Und noch etwas ist von Bedeutung. Die Muskeln dürfen nicht angespannt sein. Finden Sie bitte für sich selber die Haltung heraus, in der alles locker und nichts angespannt ist.

Magenbeschwerden und Verstopfung

Haben Sie manchmal Magendrücken oder ein Völlegefühl? Glauben Sie gelegentlich, daß Ihnen ein schwerer Stein im Magen liegt? Bohrt, brummelt oder glubbert es hin und wieder in Ihrem Magen? Müssen Sie vielleicht nach bestimmten Mahlzeiten aufstoßen und bekommen Sodbrennen? Haben Sie an manchen Tagen Blähungen oder Beschwerden mit dem Stuhlgang?

Wenn Sie alle diese Fragen mit einem klaren Nein beantworten können, dann gratuliere ich Ihnen. Sie haben einen so kerngesunden Magen, daß Sie offensichtlich alles essen und alles trinken können.

Aber wer von uns kann schon alle diese Fragen mit einem klaren Nein beantworten?

So gut wie niemand. Magenbeschwerden irgendwelcher Art hat nämlich so gut wie jeder von uns in mehr oder weniger großen Abständen. Der eine möglicherweise nur nach einem zu saftigen Weihnachts- oder Geburtstagsbraten. Der andere aber schon dann, wenn er ein paar Süßigkeiten ißt oder wenn er ein Glas Bier oder Wein zuviel trinkt. Dazwischen gibt es unendlich viele Möglichkeiten, sich einen verdorbenen und schmerzenden Magen einzuhandeln. Je nachdem, ob der Magen robust oder empfindlich ist. Wobei nicht nur Essen und Trinken eine Rolle spielen. Seelische Belastungen wie Ärger, Schock oder Angst können ja bekanntlich ebenfalls auf den Magen schlagen.

Unser Magen ist eigentlich nur eine Art Aufnahmestation. Er nimmt die Nahrung aus der Speiseröhre auf, speichert sie für eine Weile und gibt sie dann zur eigentlichen Verdauung an den Dünndarm weiter.

Immerhin: Während des Zwischenaufenthaltes im Magen wird die Nahrung bereits auf die Verdauung vorbereitet. Sie wird vom Magensaft durchsetzt, der aus einer Vielzahl von Drüsensekreten und Fermenten besteht und in erster Linie die Eiweißverdauung einleitet.

Und trotzdem: Notfalls kann man auf den Magen sogar völlig verzichten. Wenn er wegen einer schweren Krankheit teilweise oder völlig entfernt werden muß, können seine Funktionen von Medikamenten, die man regelmäßig einnimmt, ersetzt werden.

Gegen solche schweren Magenerkrankungen, wie Geschwüre oder

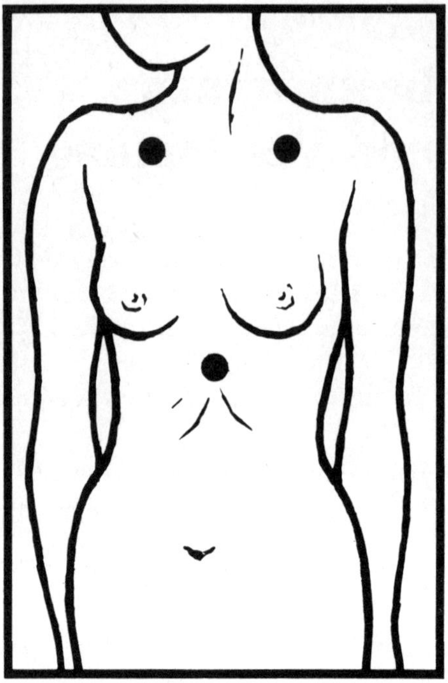

Die Spezialpunkte gegen Magenbeschwerden aller Art befinden sich in der Magengrube und am oberen Rand der Schlüsselbeine.

chronische Magenschleimhautentzündung, kann die Akupressur wenig ausrichten. Das sei gleich gesagt. Bei akuten Schmerzanfällen aber kann man sich sehr gut selber helfen, indem man bestimmte, aus der chinesischen Akupunktur bekannte Hautpunkte mit der Fingerkuppe massiert, drückt oder preßt.

Der **Hauptpunkt** gegen alle krampf- und kolikartigen Magenschmerzen ist sehr leicht zu finden. Tasten Sie doch einmal genau in der Körpermitte Ihren Brustkorb ab. Dort, wo der Hals aufhört, beginnt das Brustbein, das nach unten in Richtung zum Bauchnabel verläuft. Der Knochen des Brustbeins endet mit dem sogenannten **Schwertfortsatz**. Wenn Sie noch **weiter nach unten** gehen, stößt Ihr Finger nicht mehr gegen einen harten Knochen, sondern in weiches, nachgebendes Fleisch.

Und nun machen Sie bei Magenschmerzen einmal folgendes: Drücken Sie an dieser Stelle mit Zeige- und Mittelfinger der rechten Hand gleichzeitig. Mit dem Zeigefinger müssen Sie so eben noch spüren, daß sich oberhalb der Knochen des Schwertfortsatzes befindet. Der darunter liegende Mittelfinger spürt nichts mehr von einem Knochen.

Drücken Sie nur einmal kräftig zu und nehmen Sie die beiden Finger wieder weg. Wo Sie mit dem Zeigefinger gedrückt haben, spüren Sie überhaupt nichts. Aber dort, wo der Mittelfinger gedrückt hat, bleibt ein dumpfes Gefühl zurück. Hier spüren Sie den Druck auch nachher noch. Das kann bis zu einer Viertelstunde oder noch länger anhalten. Und wenn Sie genau in sich hineinhorchen, dann merken Sie, daß Sie den Druck nicht nur auf oder unter der Haut spüren. Er scheint sich vielmehr nach innen zum Magen hin fortzupflanzen.

Genau das tut er. Denn Sie dürfen bei der Akupressur eines nie vergessen. Sie pressen, drücken und massieren zwar die Haut, aber Sie lösen damit gleichzeitig einen Reiz aus, der nach innen geht und die inneren Organe beeinflußt.

In der Akupunktur ist dieser Punkt **unterhalb des Schwertfortsatzes** als Punkt Nummer dreizehn des Konzeptionsgefäßes bekannt. Von Menschen, die die Akupressur beherrschen, weiß ich, daß er auch bei Verstopfung sehr schnell wirksam wird. Auf Abführmittel kann man dann verzichten.

Die nächsten beiden Akupressurpunkte gegen akute Magenschmerzen kann man leider nur dann erreichen, wenn man ein bißchen gelenkig ist. Sie liegen nämlich auf dem **Rücken**. Mit dem Daumen erreicht man sie noch am leichtesten.

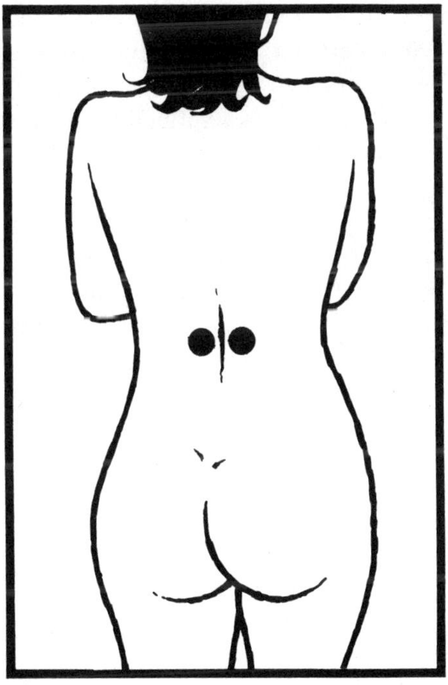

Die Akupressur dieser beiden Stellen läßt akute Magenschmerzen oft schlagartig verschwinden.

Stützen Sie beide Hände in die Hüften. Gehen Sie so hoch wie möglich. Mit den Daumen erfühlen Sie dabei Ihre Rippen. Nun rutschen Sie mit den Händen so weit nach unten, bis Sie mit den Daumen den unteren Rand der untersten Rippe erreicht haben. Es ist die zwölfte.

Nun noch ein Stückchen tiefer, und wieder – wie beim Brustbein – rutscht der Finger vom Knochen ab in weiches Gewebe. Genauer gesagt: nicht der Finger, sondern die beiden Daumen. Die richtigen Stellen müssen Sie jetzt durch Ertasten selber finden. Sie liegen etwa **zwei bis drei Zentimeter vom Rückgrat** aus nach jeder Seite entfernt. Am besten finden Sie sie, wenn Sie mit den Daumen die Haut gegen die unterste Rippe pressen. Denn dann finden Sie wieder einen beziehungsweise zwei druckempfindliche Punkte. Das sind die richtigen.

Wenn Sie nicht ganz so gelenkig sind, daß Sie die Punkte selber erreichen, können Sie sich natürlich helfen lassen. Von Ihrem Ehepartner, von Ihrem Kind, von einem Verwandten oder Bekannten. Sie müssen ihm nur genau beschreiben, wo er den richtigen Punkt zu suchen hat.

Es gibt noch weitere Punkte, die bei Magenschmerzen helfen. Vergessen Sie bitte nicht den Meisterpunkt aller Schmerzen, über den ich Ihnen schon berichtet habe. Er liegt auf beiden Füßen zwischen den äußeren Knöcheln und den Fersen, und er hilft bei allen Schmerzen.

Zwei weitere Spezialpunkte gegen Magenschmerzen liegen auf der **Mittellinie am oberen Rand des Schlüsselbeins**. Dort brauchen Sie nur leicht mit den Kuppen der Zeigefinger zu massieren, und Sie spüren wieder die Druckempfindlichkeit. In der Akupunktur sind diese Stellen als Magenpunkte Nummer zwölf bekannt.

Ich bin schon oft gefragt worden, welche dieser verschiedenen Punkte man bei Magenschmerzen durch Akupressur selber behandeln soll.

Die Antwort ist: alle. Die Reihenfolge spielt keine Rolle. Fangen Sie mit den Punkten an, die Sie am leichtesten erreichen können. Sie müssen nur darauf achten, daß Sie möglichst entspannt sitzen oder liegen. Und bitte nicht mit Gewalt akupressieren. Wenn die Grenze zwischen Druckempfindlichkeit und heftigem, stechendem Schmerz überschritten wird, hören Sie bitte auf. Das gilt nicht nur für die Magenschmerzen, sondern auch für alle anderen Schmerzzustände.

Mandel-
entzündung

Es gibt unzählige Menschen, die ihre Mandeln nicht mehr haben. Sie leben trotzdem weiter, und sie fühlen sich gesund. Aber sind die Mandeln wirklich so überflüssig, daß man sie bei einer Entzündung einfach entfernen darf?

Ich glaube, daß es einmal ganz deutlich ausgesprochen werden muß. Es muß deutlich ausgesprochen werden, daß die Ansichten der Ärzte in dieser Frage auseinandergehen. Die einen meinen: Mandeln sind nicht nötig, und bloß raus damit, wenn sie entzündet sind und beim Schlucken Beschwerden machen. Die anderen aber sagen: Unsere Mandeln ziehen Giftstoffe aus der Nahrung. Sie machen diese Giftstoffe unschädlich. Deshalb müssen die Mandeln erhalten bleiben.

Auch in der chinesischen Akupressur sagt man, daß die Mandeln nicht einfach entfernt werden sollten. Was die Natur erschaffen hat, so heißt es, ist niemals sinnlos und niemals überflüssig.

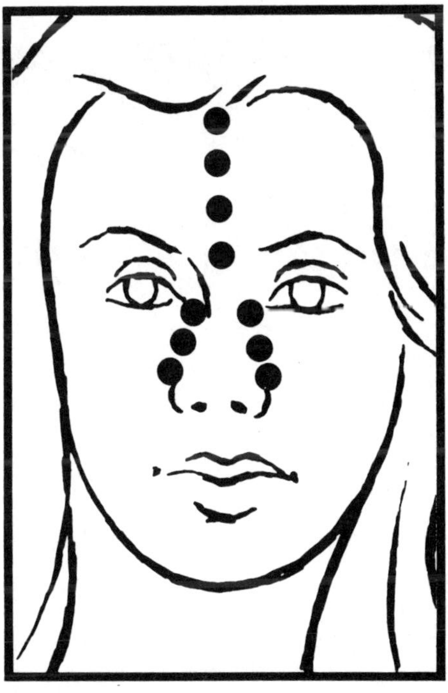

Durch die Akupressur dieser Punkte kann in vielen Fällen die operative Entfernung der Mandeln vermieden werden.

Die beiden Mandeln, die kirsch- bis pflaumengroß werden und an der Rückwand der Mundhöhle liegen, erkranken bei Kindern besonders oft. Allerdings ist man auch als Erwachsener nicht sicher vor einer Mandelentzündung.

Dieses Leiden kann in allen möglichen Formen und Stadien auftreten. Manchmal handelt es sich nur um eine ganz leichte Entzündung. In einem solchen Fall sind sich, glaube ich, alle Mediziner einig: es ist halb so schlimm. Allerdings möchte ich hinzufügen, daß auch eine leichte Mandelentzündung lästig und hinderlich ist. Doch bestehen hier noch die besten Möglichkeiten, durch Akupressur die Beschwerden zu lindern.

Akupressieren Sie als erstes **die Nasenflügel**. Am besten macht man das mit beiden Zeigefingern gleichzeitig. Man klopft mehrmals von oben nach unten. Ein leichtes und sanftes Klopfen genügt.

Danach kommt die **Stirn** an die Reihe. Hier klopft man genau in der Mitte, wieder von oben nach unten. Beginnen Sie am Haaransatz und klopfen Sie bis dorthin, wo die Nase anfängt.

In der Akupunktur mit Nadeln spielen diese Punkte auf der Stirn übrigens keine besondere Rolle. Sie liegen aber auf dem Meridian mit der Bezeichnung »Lenker-Gefäß«. Gefäß wiederum bedeutet, daß man von

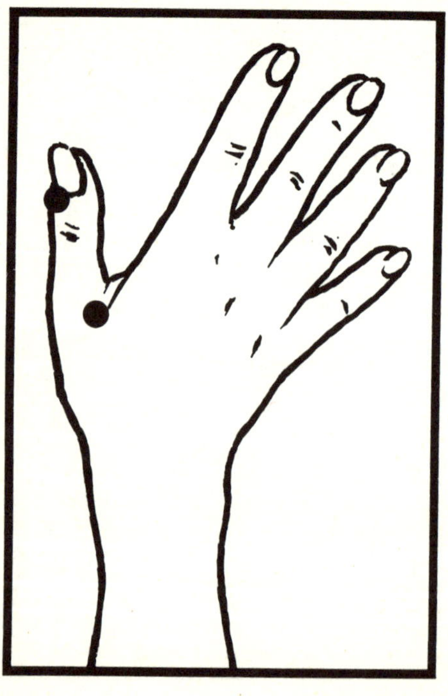

Die beiden Punkte an den Händen lösen eine Fernwirkung auf die Mandeln aus.

hier aus neue Energien wecken kann. Einfacher gesagt: Man kann die Abwehrkräfte des Körpers gegen eine Krankheit stärken.

Es folgt ein Punkt auf dem **Handrücken**, der mit dem Daumen der anderen Hand sehr leicht zu erreichen ist. Der Punkt liegt direkt **zwischen Daumen und Zeigefinger**. Drücken Sie so fest wie möglich zu, und schieben Sie die Haut hin und her. Zwanzig bis dreißig Sekunden lang. Erst auf der linken, dann auf der rechten Hand. Sie werden beim Hin- und Herschieben merken, daß eine bestimmte Stelle druckempfindlich ist. Manche Menschen spüren hier sogar einen stechenden Schmerz. Aber beißen Sie die Zähne zusammen, denn es ist die richtige Stelle.

Der nächste Punkt gegen eine Mandelentzündung trägt in China den Namen Shao Shang. Ein Name, den meines Wissens bisher auch Menschen mit besten chinesischen Sprachkenntnissen noch nicht ins Deutsche übersetzen konnten. Er liegt etwa zwei Millimeter **neben dem Ansatz des Daumennagels**, und zwar auf der **Außenseite** des Daumens. Man kann ihn links und rechts gleichzeitig mit den Fingernägeln der Zeigefinger akupressieren. Aber bitte nur leicht klopfen und die Fingernägel nicht etwa tief einbohren.

Auch die letzten Punkte können leicht gleichzeitig akupressiert werden.

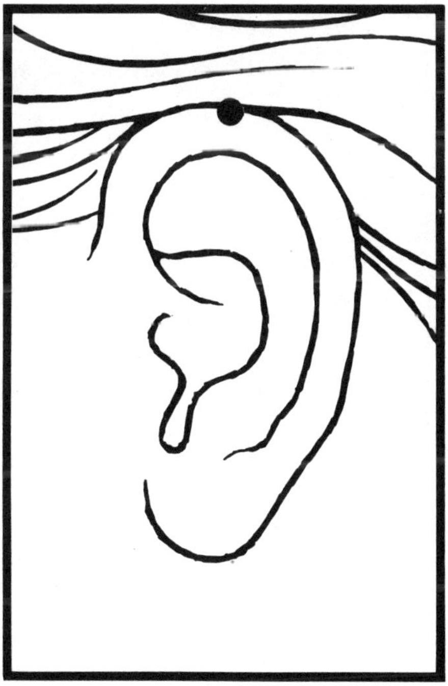

Die Ohren brennen ein wenig, wenn diese Punkte gleichzeitig links und rechts akupressiert werden. Ein Beweis, daß die richtigen Stellen gefunden wurden.

Mandelentzündung

Nehmen Sie die **oberste Spitze Ihrer Ohren** zwischen Zeigefinger und Daumen. Drücken Sie etwa zehnmal hintereinander fest zu. Hinterher brennen die Ohren ein wenig. Aber das zeigt Ihnen nur, daß Sie die richtigen Punkte akupressiert haben.

Alle geschilderten Punkte sollten bei einer Mandelentzündung **drei- bis fünfmal am Tag** akupressiert werden.

Ich sagte schon, daß die Akupressur bei einer leichten Form der Mandelentzündung noch am besten hilft. Sie hilft auch bei schweren Formen. Also auch dann, wenn die Mandeln bereits einen weißlichen Belag haben, wenn höheres Fieber und Schüttelfrost bestehen.

In diesem Fall sollte der Patient jedoch gleichzeitig unter ärztlicher Aufsicht stehen. Denn die Streptokokken – das sind winzige kugelförmige Krankheitserreger –, diese Streptokokken also, die die Entzündung in erster Linie verursacht haben, wandern von den kranken Mandeln durch die Lymph- und Blutbahnen zu anderen Organen und gefährden sie ebenfalls. Die Gelenke, das Herz, die Nerven und die Nieren können unter Umständen geschädigt werden. Man sollte sich deshalb nicht sträuben, wenn der Arzt schließlich sagt, daß die Mandeln entfernt werden müssen.

Nackenschmerzen

Es gibt Krankheiten, die ohne jeden Zweifel eng mit dem Fortschritt der Menschheit und mit der Zivilisation verbunden sind. Gewiß, es ist der Medizin gelungen, die Lebenserwartung des Menschen erheblich zu verlängern. Daß jemand sechzig, siebzig oder achtzig Jahre alt wird, ist bei uns durchaus keine Seltenheit, sondern bereits der Normalfall. In Ländern, die noch nicht so hoch entwickelt sind, bildet ein Achtzigjähriger die ganz große Ausnahme. Wenn zum Beispiel in der ländlichen Bevölkerung von Indonesien jemand vierzig Jahre alt wird, dann sagt man schon: er ist alt.

Aber die Verlängerung der Lebenserwartung hat – wie jeder Fortschritt – ihre Kehrseite. Die Menschen leben zwar länger, aber sie werden auch häufiger krank. Und sie werden es erst recht, sobald sie durch die Zivilisation zu einer unnatürlichen Lebensführung gezwungen sind.

Selbst das Leben eines Bauern, das ja immer noch als besonders gesund und natürlich gilt, hat sich heute geändert. Er arbeitet immer weniger mit den eigenen Händen – er läßt Maschinen für sich arbeiten. Und wenn man sich einmal genau überlegt, wie ein typischer »Büromensch« heute leben muß, dann könnte es einen grausen. Er sitzt fast nur noch: im Auto, am Schreibtisch, beim Essen, beim Fernsehen. Kein Wunder, daß bei dieser Lebensführung bestimmte Funktionen des Körpers verkümmern, schwach und anfällig werden. In Amerika hat man zum Beispiel festgestellt, daß die Fußgröße der Amerikaner immer mehr abnimmt, seit die Füße kaum noch zum Laufen, sondern nur noch zum Gasgeben benutzt werden.

Eine andere Krankheit, die eindeutig mit der Zivilisation und mit der sitzenden Lebensweise zusammenhängt, ist das HWS-Syndrom. Hinter diesem kompliziert und wissenschaftlich klingenden Namen verbergen sich nichts anderes als Nackenschmerzen. HWS – das ist bloß eine Abkürzung für Halswirbelsäule. Und als Syndrom bezeichnet man in der medizinischen Fachsprache einen ganzen Komplex unterschiedlicher Beschwerden, die charakteristisch sind für ein bestimmtes Leiden.

Also nehmen wir die Nackenschmerzen. Sie können zustande kommen, wenn die Wirbelsäule in ihrer Achse gedreht ist. Dann spricht man von einer Torsion. Ich möchte allerdings gleich betonten, daß das die seltenere Ursache für Nackenschmerzen ist.

Sehr viel häufiger entstehen sie, wenn die Wirbelsäule im hohen Alter abgenutzt und verbraucht ist. Noch häufiger entstehen sie als Folge unserer sitzenden Lebensweise.

Wir haben im Nacken zunächst als obersten Wirbel den sogenannten Atlas. Er trägt den Kopf.

Dann folgen die sieben Halswirbel. Zusammen haben diese acht Wirbel die größte Gelenkigkeit der ganzen Wirbelsäule. Sie machen es möglich, daß wir den Kopf drehen, und daß wir ihn nach allen Seiten beugen können.

Es ist also alles sehr klug und sinnvoll konstruiert. Aber heutzutage fängt das Elend ja schon bei den Schulkindern an. Sie sitzen gebeugt und verkrümmt auf Schulstühlen, die möglicherweise schön aussehen, aber in keiner Weise Rücksicht nehmen auf den natürlichen Bau und auf die natürlichen Bedürfnisse der Wirbelsäule. So kommt es immer öfter zu dem, was die Ärzte dann als Haltungsschaden bezeichnen. Um sie zu beheben, müssen die Kinder unentwegt Gymnastik betreiben. Sie müssen zur Kur, und sie werden chiropraktisch behandelt.

Später, im Leben als Erwachsener, geht es dann weiter: Man sitzt auf unbequemen Bürostühlen oder verkrampft hinter dem Lenkrad. Dann werden die Schmerzen im Nacken immer schlimmer. Man nimmt ganz unbewußt eine Schonhaltung ein. Das heißt, man bewegt den Kopf so wenig wie möglich, und man zieht die Schultern ein, weil es dann nicht

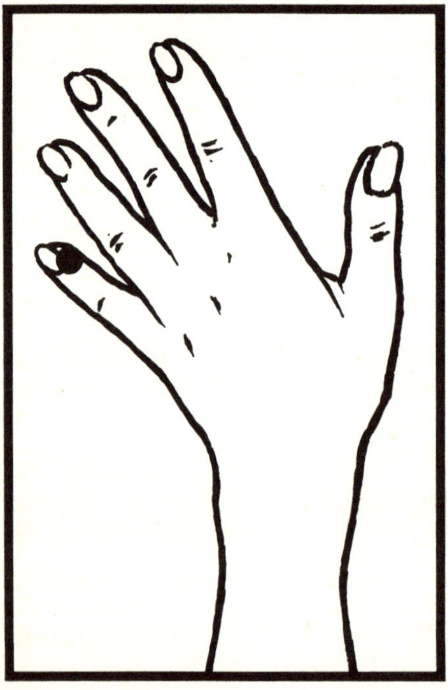

Am besten akupressiert man diese Punkte mit den Nägeln der Daumen. Aber bitte nicht zu fest drücken.

mehr so weh tut. Das aber hat über kurz oder lang zur Folge, daß die Schultermuskeln sich verspannen, verhärten und verkrampfen. Nun schmerzen auch die Schultern und man fängt an, den ganzen Oberkörper nur noch wenig zu bewegen. Schauen Sie sich nur Ihre Mitmenschen einmal ein bißchen genauer an. Es ist erstaunlich, wie viele so seltsam steif durchs Leben gehen.

Ein ernsthafter Schaden an der Wirbelsäule kann durch die Akupressur nicht behoben werden. Aber das ist auch weder der Sinn noch die Aufgabe der Akupressur. Auch nicht in China, ihrem Ursprungsland. Akupressiere dich selbst, so lautet ein chinesischer Ausspruch, und du brauchst keine Tabletten, um dich von deinen Schmerzen zu befreien. Aber gehe außerdem zum Arzt, damit er die Ursache deiner Schmerzen beseitigt.

Die beiden ersten Punkte gegen Nackenschmerzen kann man sich jederzeit ohne Schwierigkeiten akupressieren. Sie befinden sich **an der Innenseite der kleinen Finger, etwa zwei Millimeter vom Nagelrand entfernt**. Am besten und leichtesten akupressiert man sie mit den Nägeln der Daumen. Sie sind leicht zu finden, weil sie druck- und schmerzempfindlich sind. Die Nägel der Daumen sollten allerdings ziemlich kurz

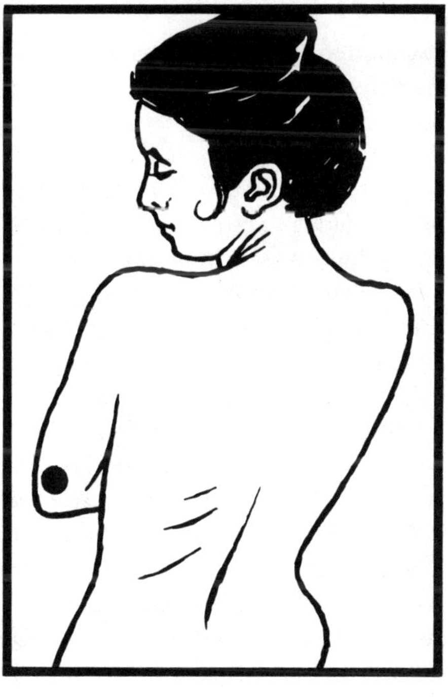

Der Punkt am Oberarm, kurz oberhalb des Ellenbogens, reagiert empfindlich auf den Akupressur-Druck.

Nackenschmerzen

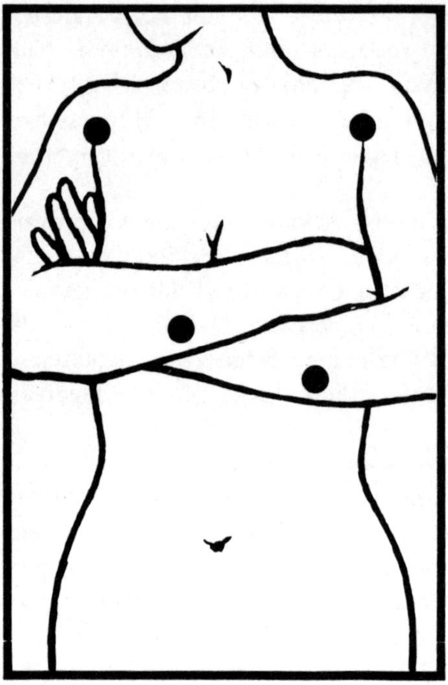

Die Punkte auf der Vorderseite des Körpers können bei Nackenschmerzen in beliebiger Reihenfolge akupressiert werden.

geschnitten sein, denn sonst könnte man beinahe ja auch mit einem stumpfen Messer an diese Punkte herangehen, und das ist nicht der Sinn der Akupressur.

Sie können diese beiden ersten Punkte logischerweise gleichzeitig akupressieren. Sie haben ja beide Hände frei. Die beiden nächsten Punkte müssen jedoch abwechselnd behandelt werden. Wobei es gleichgültig ist, ob Sie links oder rechts anfangen.

Nehmen wir als Beispiel den rechten Arm. Sie winkeln ihn an und legen die Hand auf die Brust. Dann ertasten sie mit zwei, drei Fingerkuppen der linken Hand den nach außen vorspringenden höchsten Punkt des rechten Ellenbogengelenks. Nun gehen Sie ein wenig am **Oberarm** nach oben, und Sie finden wieder einen druckempfindlichen Punkt. Auf ihn kommt es an. Bei Nackenschmerzen müssen Sie ihn abwechselnd rechts und links etwa zwanzig bei dreißig Sekunden lang behandeln.

Über die nächsten beiden Punkte haben wir auch im Zusammenhang mit anderen Schmerzen schon gesprochen. Sie befinden sich auf der **Außenseite der Unterarme**, genau in der Mitte zwischen den Fingerspitzen und dem Ellenbogen. Auch hier genügt eine Akupressur von zwanzig bis dreißig Sekunden.

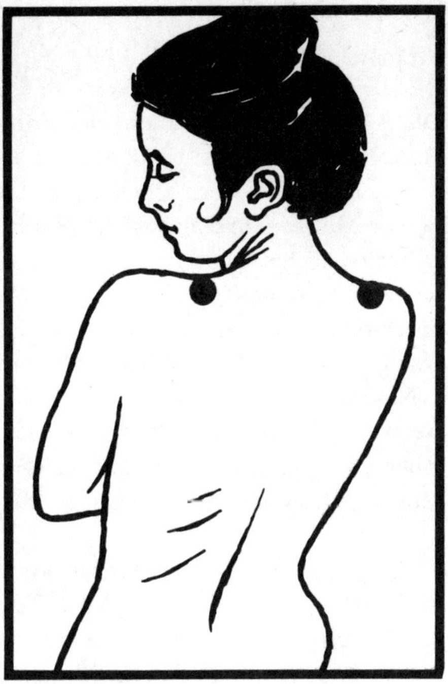

Je stärker die Nackenschmerzen sind, desto empfindlicher reagieren diese Punkte.

Bitte wundern Sie sich nicht, daß alle diese Punkte überhaupt nicht im Nacken liegen. Das ist häufig so in der Akupressur – genau wie in der Akupunktur. Durch die Behandlung an bestimmten entfernten Punkten wird ein Reiz ausgelöst, der sich über die Energiebahnen im Körper fortpflanzt und an der gewünschten Stelle eine Reaktion beziehungsweise Schmerzbefreiung auslöst.

Anders ist es mit den beiden nächsten Punkten gegen Nackenschmerzen. Sie liegen dort, wo es weh tut: **auf dem Rücken, in der Mitte zwischen dem Halsansatz und der Schulter**. Sie sind ebenfalls sehr einfach zu finden. Ich kenne Menschen mit Nackenschmerzen, die laut aufschreien, wenn man auf diese Punkte drückt und sie massiert. Man sollte deshalb bei der Akupressur dieser Punkte etwas vorsichtig sein und nur mit leichtem Klopfen behandeln. Aber wer es vertragen kann, darf auch ruhig fest drücken. Es schadet nicht, schmerzt zwar im Augenblick, beseitigt aber die Nackenschmerzen um so schneller.

Schließlich gibt es noch zwei Punkte **auf der Vorderseite der Schultern**. Sie liegen etwas oberhalb der Hautfalte, die sich bildet, wenn man den Arm an den Körper anwinkelt. Und sie sind dermaßen druckempfindlich, daß man sie ebenfalls schnell findet.

Nasenbluten

Die Akupressur ist vor allem eine große Hilfe, wenn es darum geht, Erste Hilfe zu leisten. Womöglich abends, in der Nacht oder am Wochenende, wenn ein Arzt sowieso schwierig zu erreichen ist.

Jede Mutter – und auch jeder Vater – kann von solchen Situationen ein Liedchen singen. Da kommt zum Beispiel der kleine Sprößling auf einmal heulend angerannt, weil ihm die Nase blutet. Entweder hat er sich angestoßen, oder es ist ohne ersichtlichen Grund ein Blutäderchen geplatzt. Jedenfalls kommt Nasenbluten bei Kindern ziemlich häufig vor.

Nasenbluten kann alle möglichen Ursachen haben. Frauen neigen dazu, wenn sie ein Kind erwarten und kurz vor der Niederkunft stehen. Wer einen zu hohen Blutdruck hat, bekommt ebenso leicht Nasenbluten wie jemand, dessen Arterien sich durch Ablagerungen von Kalk verengt haben.

Ein plötzlicher Wetterwechsel oder eine schwere seelische Erschütterung können dazu führen, daß das Blut plötzlich in den Kopf schießt. Die kleinen und feinen Äderchen innen in der Nase, die besonders empfindlich sind, werden mit diesem Blutandrang nicht mehr fertig. Sie werden überdehnt, und dort, wo eine schwache Stelle ist, platzt ein Äderchen. Es fängt an zu bluten.

Ja, selbst eine plötzliche Umstellung in der Ernährung kann schuld sein, wenn die Nase blutet. Das kann einem Vegetarier passieren, wenn er von einem Tag zum nächsten nur noch Fleisch ißt. Und es kann einem Fleischesser passieren, wenn er sich ohne Übergang auf Rohkost umstellt.

Der wichtigste Punkt, um Nasenbluten schnell zu beenden, befindet sich **im Nacken**. Nicht auf der linken und auch nicht auf der rechten Körperseite, sondern genau in der **Mitte**. Am besten tastet man sich mit dem Zeigefinger langsam an diesen Punkt heran. Fangen Sie irgendwo im Nacken an. Sie fühlen dort Sehnen und Muskeln. Nun tasten Sie sozusagen schrittweise nach oben. Bitte den Kopf dabei leicht nach hinten neigen, weil dann die Nackenmuskulatur entspannt ist. Sie wissen ja: Bei angespannten Muskeln wirkt die Akupressur überhaupt nicht oder nur wenig. Die Erklärung dafür ist übrigens sehr einfach. Durch die Akupressur wird ja ein Reiz hervorgerufen. Ein Reiz auf die Haut, der sich von dort ins Innere des Körpers fortpflanzt. Angespannte oder sogar verkrampfte Muskeln bilden jedoch ein Hindernis, durch das der Reiz nur schwer hindurchdringen kann.

Doch kommen wir zurück zu dem Punkt im Nacken. Wenn Sie mit dem

Finger langsam nach oben gehen, treffen Sie auf einmal auf einen Widerstand, nämlich auf einen Knochen. Hier befindet sich der Übergang vom Nacken zum Schädel.

Um sicher zu sein, daß Sie den richtigen Knochen gefunden haben, tasten Sie ihn bitte einmal rundherum ab. Fühlt er sich an wie eine kleine runde Kugel, dann stimmt es!

Und nun pressen Sie den Zeigefinger fest gegen diesen kleinen Knochen. Machen Sie kreisende Bewegungen, indem Sie die Haut gegen den Knochen verschieben. Normalerweise genügen schon wenige Augenblikke, um das Nasenbluten zum Stillstand zu bringen. Manchmal muß man auch etwas länger akupressieren.

Für die Behandlung dieses Punktes brauchen Sie ja nur die eine Hand. Mit der zweiten können Sie also gleichzeitig den nächsten Punkt akupressieren. Er befindet sich auf der Vorderseite des Körpers, und zwar **direkt unterhalb des Brustbeins**. Am besten geht man hier den umgekehrten Weg. Nicht von der weichen Muskulatur zum harten Knochen hintasten, sondern vom harten Brustbeinknochen nach unten zur weichen Muskulatur. Dort, wo sie an dieser Stelle anfängt, finden Sie eine kleine Grube. Akupressieren Sie hier mit dem Zeige- und mit dem Mittelfinger. Und

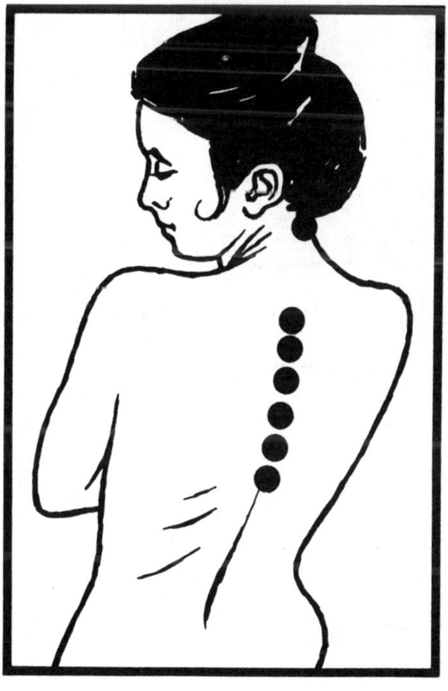

Den Punkt im Nacken kann man selber akupressieren. Für die Punkte auf dem Rücken braucht man fremde Hilfe.

akupressieren Sie bei jedem Atemzug genau dann, wenn Sie den tiefsten Punkt des Ausatmens erreicht haben. Der Druck sollte mittelstark sein. Jedenfalls nicht so stark, daß es schmerzt.

Die Wirkung dieses Punktes ist meiner Meinung nach sehr interessant. Man zieht das Blut aus dem Kopf in den Magen und nimmt damit den Überdruck auf dem Kopf. Logisch, daß sich die geplatzten Äderchen dann leichter und schneller schließen können.

Bei Kindern, die zu Nasenbluten neigen, sollte zusätzlich noch etwas **zur Vorbeugung** getan werden. Ein- oder zweimal am Tag. Der Fingerdruck darf nur leicht sein. Am geeignetsten ist ein leichtes Klopfen mit den Fingerkuppen.

Die Punkte, auf die es ankommt, befinden sich auf dem Rücken. Das Kind muß auf dem Bauch liegen oder nach vorn gebeugt auf einem Hocker sitzen.

Man kann diese vorbeugend wirkenden Punkte nicht selber akupressieren. Mutter oder Vater müssen es tun. Denn sie liegen **genau auf der Wirbelsäule**. Sie fangen in der Mitte zwischen den Schulterblättern an und gehen dann nach unten bis dorthin, wo die Rippen aufhören. Man akupressiert sie einige Male von oben nach unten. Die Neigung zum Nasenbluten läßt dann immer mehr nach.

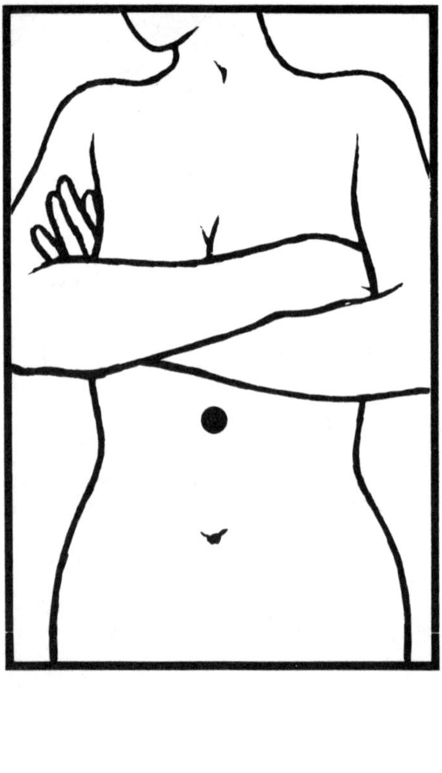

Dieser Punkt soll in der kleinen Pause zwischen Ausatmen und Einatmen akupressiert werden.

Ohrensausen

Hören Sie gern Musik, das Trillern eines Vogels, das Prasseln eines Kaminfeuers oder das fröhliche Brabbeln eines Babys? – Ja, ich auch. Aber oft, wenn ich etwas Schönes höre, erwacht mein Mitgefühl mit den Menschen, die das alles kaum noch oder sogar überhaupt nicht mehr hören können, weil sie sehr schwerhörig oder taub sind.

Und ich muß daran denken, wie wunderbar es doch im Grunde ist, daß sich Schallwellen, die man weder sehen noch fühlen noch schmecken noch riechen, sondern nur durch technische Apparate messen kann – daß sich diese Schallwellen in unseren Ohren zu Klängen verwandeln, die wir als angenehm empfinden.

Wie das vor sich geht, ist in der modernen Medizin kein Rätsel mehr. Die Schallwellen werden von den Ohrmuscheln aufgefangen. Durch den äußeren Gehörgang gelangen sie zum Trommelfell, einem feinen und zarten, straff gespannten Häutchen. Sie dringen durch das Trommelfell ins Mittelohr, wo sie auf die Gehörknöchelchen treffen. Das sind Knöchelchen, die aussehen wie ein winziger Hammer, ein winziger Amboß und ein winziger Steigbügel – und nach diesem Aussehen haben sie auch ihre medizinischen Namen erhalten.

Hammer, Amboß und Steigbügel leiten die Schallwellen durch leichte Schwingungen weiter ins Innenohr, ins Labyrinth. Hier befindet sich die spiralförmige Schnecke, die mit einer Flüssigkeit gefüllt ist. Kommt nun der Schall bei der Schnecke an, gerät die Flüssigkeit in Bewegung. Es gibt winzige Wellen. Und die Wellen wirken sich auf die Fasern des Gehörnervs aus, die hier liegen. Die Fasern empfinden einen Reiz, den sie ins Gehirn weiterleiten – und schon hören wir. Aus der Schallwelle ist ein Klang geworden, den wir als angenehm – nun ja, und manchmal auch als unangenehm empfinden.

So ganz nebenbei erfüllt das Ohr aber noch eine andere Aufgabe. Im Innenohr befinden sich neben der Schnecke drei halbkreisförmige Röhren, die ebenfalls mit einer Flüssigkeit gefüllt sind. Es handelt sich dabei um die Bogengänge, die für unseren Gleichgewichtssinn zuständig sind. Wenn wir uns drehen oder bücken, gerät die Flüssigkeit in den Bogengängen in Bewegung. Das übt einen Reiz auf den Gleichgewichtsnerv aus. Der Nerv signalisiert über das Kleinhirn der Großhirnrinde, daß die Lage des Körpers sich geändert hat, und schon treten die jeweils nötigen Muskeln in Aktion, damit wir das Gleichgewicht nicht verlieren, und damit wir nicht umkippen.

Erkrankungen dieses komplizierten Gehörorgans kommen häufig vor. Das wissen wir alle. Gefürchtet sind vor allem die Mittelohrentzündung, bei der sich im Mittelohr Eiter bildet, und die Otosklerose, bei der sich Hammer, Amboß und vor allem Steigbügel versteifen, nicht mehr schwingen und die Schallwellen nicht mehr weiterleiten können.

Bei beiden Ohrkrankheiten kann nur der Arzt helfen. Bei der Mittelohrentzündung durch eine Öffnung des Trommelfells, damit der Eiter abfließen kann. Bei der Otosklerose durch eine Operation, wenn andere Mittel nicht mehr helfen.

Aber es gibt ein Ohrenleiden, das noch viel öfter auftritt als diese beiden schweren Erkrankungen. Ein Leiden, das zunächst nur lästig ist: In den Ohren rauscht und summt es am Anfang. Man sagt sich: vielleicht habe ich heute nacht falsch auf dem Ohr gelegen. Es wird schon wieder aufhören, denn etwas Schlimmes kann es ja nicht sein, weil ich keine richtigen Schmerzen habe.

Aber dann stellt sich das lästige Geräusch in den Ohren häufiger ein. Nun fängt es schon an, höchst unangenehm zu werden. Man reibt sich die Ohren, und man säubert sie gründlich, weil man denkt, daß sich vielleicht ein Pfropfen aus Ohrenschmalz gebildet hat.

Danach kommt die nächste Stufe. Es rauscht und summt und dröhnt fast ununterbrochen. Nicht mehr nur vorne im Ohr, sondern auch tiefer im Kopf. Es ist, als befände sich die gesamte Schädeldecke in einer zwar leichten, aber ständigen Vibration. Man hört nicht mehr so gut wie früher, und aus dem früher nur lästigen und unangenehmen Gefühl wird im Laufe der Zeit eine Qual.

Es ist leider eine Tatsache: Erst in diesem fortgeschrittenen Stadium gehen die meisten Menschen mit derartigen Ohrenbeschwerden zum Arzt. Sie werden gründlich untersucht. Sie erfahren, daß sie keine Schwerkranken sind, sondern an Ohrensausen leiden.

Woher denn das Ohrensausen komme, wollen die Patienten dann wissen.

Aber die Antwort ist schwer zu geben. Vielleicht ein zu hoher, vielleicht ein zu niedriger Blutdruck. Unter Umständen eine hormonelle Störung, vor allem bei Frauen in den Wechseljahren. Auch eine Nervenkrankheit im Frühstadium, die man mit den klinischen Untersuchungsmethoden noch nicht erkennen kann, kommt als mögliche Ursache in Frage.

Es können Jahre vergehen, ehe beim einzelnen Patienten die tatsächliche Ursache gefunden wird. Vielfach ist sein Leiden dann schon so weit fortgeschritten, daß es schwierig und langwierig ist, ihm noch zu helfen.

In den Ländern des Fernen Ostens, in denen die Akupressur inzwischen bekannt ist, sagt man deshalb: Akupressiere sofort, wenn du zum erstenmal Ohrensausen hast. Akupressiere regelmäßig, auch wenn das Ohrensausen schon nach der ersten Selbstbehandlung aufhört. Du ersparst dir unter Umständen ein langes und schwieriges Leiden.

Um Ohrensausen zu bekämpfen, genügen vier Punkte. Die beiden ersten liegen **in der Innenseite der Augenbrauen**, links und rechts neben der Nase. Man akupressiert sie gleichzeitig mit den Kuppen der Mittelfinger. Drücken Sie nicht zu schwach, aber auch nicht zu stark auf diese Punkte. Verschieben Sie die Haut ein wenig gegen die darunter liegenden Knochen. Sie spüren dann, daß die Punkte druckempfindlich sind. Auch wenn Sie die akupressierenden Mittelfinger weggenommen haben, müssen Sie den Druck noch spüren. Falls Sie ihn nicht mehr spüren, behandeln Sie die beiden Punkte noch einmal mit etwas kräftigerem Druck.

Der dritte Punkt befindet sich dort, **wo die Oberlippe aufhört und das Nasenbein anfängt**. Drücken Sie nur einmal mit dem Mittelfinger der rechten Hand fest in diese Kerbe. Auch hier spüren Sie den Druck noch immer, wenn Sie den Finger längst weggenommen haben.

Zum Schluß der Behandlung legen Sie sich die rechte Handfläche **oben auf die Schädeldecke**. Machen Sie mit mittelstarkem Druck kreisende

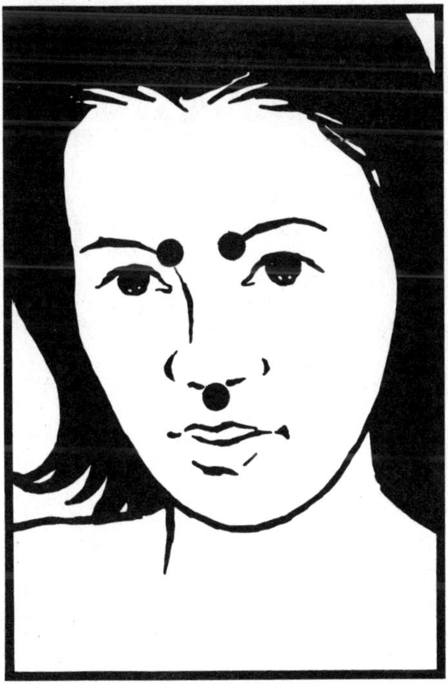

Drei Punkte genügen im allgemeinen, um lästiges Ohrensausen verschwinden zu lassen. Zusätzlich kann die Schädeldecke akupressiert werden.

Bewegungen, bei denen Sie die Kopfhaut gegen die Schädelknochen verschieben. Also nicht mit der Handfläche über die Haut reiben, sondern die Haut im Kreis gegen ihre Unterlage – den Knochen – verschieben. Das ist wichtig für den Erfolg der Behandlung.

Die Dauer der Behandlung sollte für alle vier Punkte zusammen dreißig Sekunden nicht überschreiten. Morgens dreißig Sekunden, mittags noch einmal, und abends kurz vor dem Schlafengehen zum dritten Mal.

Ich sagte schon, daß man bei Ohrensausen die besten Ergebnisse erzielt, wenn es noch nicht zu einem chronischen Leiden geworden ist. Chinesische Ärzte haben jedoch die Erfahrung gemacht, daß die Akupressur dieses Leiden auch dann wenigstens lindern und erträglich machen kann, wenn es sich schon in einem fortgeschrittenen Stadium befindet.

Schlaflosigkeit

Fest steht, daß chinesische Kaufleute schon vor einigen Jahrhunderten eine bestimmte Form der Akupressur anwendeten. Wenn sie ihre geschäftlichen Verhandlungen führten, wenn sie um Waren und Preise feilschten, dann mußten sie einen klaren Kopf behalten, und sie mußten sich aufs Äußerste konzentrieren. Sie wußten ja: Wer die Geduld verliert, wer auch nur einen Augenblick nicht aufpaßt wie ein Luchs – der hat schon verloren, der wird übervorteilt.

Nun hatten die chinesischen Kaufleute damals ein ganz einfaches Hilfsmittel, um Geduld und Konzentrationsfähigkeit zu behalten: Sie ließen Nüsse zwischen ihren Fingerspitzen hin und her rollen.

Das mag auf den ersten Blick komisch klingen. Aber bitte lachen Sie nicht. Ich kann Ihnen erklären, warum dieses Nüsserollen durchaus sinnvoll war und seinen Zweck erfüllte. Denn es fand ja eine Art Akupressur der Fingerspitzen statt. Jede Akupressur – ebenso wie jede Massage – hat außer der Beseitigung der Beschwerden, gegen die sie durchgeführt wird, noch etwas anderes zur Folge: Sie regt die Durchblutung an. Gewiß, beim Nüsserollen zunächst nur in den Fingerspitzen. Aber wenn dort das Blut rascher strömt, dann strömt es auch im übrigen Körper rascher – auch im Gehirn. Stoffwechselschlacken werden schneller abtransportiert. Zu Konzentrationsschwäche kann es also nicht kommen.

Daß man zur Akupressur nicht nur die eigenen Hände, sondern Hilfsmittel wie zum Beispiel die Nüsse verwendet, das gibt es auch heute noch. Eine Erfindung, die unter Fachleuten sehr gelobt wird, wurde erst vor einiger Zeit in Korea gemacht. Dort haben Ärzte eine kleine Spezialrolle aus Metall entwickelt, mit der man sich akupressieren kann. Diese Rolle, die es seit neuestem auch bei uns gibt, ist besonders dann nützlich, wenn ein Akupressurpunkt schwer zu finden ist. Mit der Rolle erreicht man ihn immer.

Aber kommen wir zurück zur Durchblutungsförderung des Gehirns. Sie ist auch wichtig bei einem Leiden, bei dem man es zuerst vielleicht gar nicht vermutet, nämlich bei Schlaflosigkeit. Oder genauer gesagt: bei Schlafstörungen. Denn eine absolute Schlaflosigkeit, daß jemand also überhaupt keine einzige Minute schlafen kann, das gibt es nur sehr selten.

Unter Schlafstörungen dagegen leiden heute immer mehr Menschen. Sie schlafen unruhig, wachen schon nach kurzer Zeit wieder auf, wälzen sich abends oft stundenlang im Bett hin und her, weil sie nicht einschla-

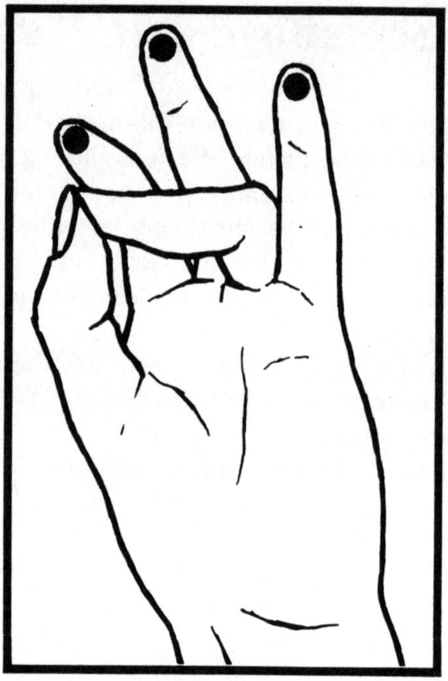

Alle Fingerspitzen werden nacheinander akupressiert – und zwar gleichzeitig bei beiden Händen.

fen können, und am nächsten Morgen sind sie unausgeschlafen, müde und wie zerschlagen.

Wir alle wissen, daß der Schlaf ein Zustand ist, in dem der Körper sich erholt. Etwa ein Drittel unseres Lebens verbringen wir im Schlaf. Doch auch wenn während des Schlafes unser Bewußtsein ausgeschaltet ist, so arbeitet der Organismus trotzdem weiter. Es ist ganz eigenartig und auch heute noch ein bißchen rätselhaft, was nach dem Einschlafen in uns vor sich geht:

Der Stoffwechsel geht weiter. Es wird sozusagen Unerledigtes im Verdauungsvorgang nachgeholt. Die Atmung wird ruhiger. Das Herz schlägt langsamer, und der Blutdruck sinkt. Aber nun kommt das Merkwürdige: Kopf und Gehirn werden bei einem gesunden Schlaf besser durchblutet als im wachen Zustand. Sie brauchen sich nur einmal das Gesicht eines gesund schlafenden Menschen während des Schlafes anzusehen. Die Haut sieht rosig und frisch aus. Ein Zeichen für die verstärkte Durchblutung.

Gute Gehirndurchblutung ist also wichtig für einen gesunden Schlaf. Und damit sind wir wieder bei der Akupressur der Fingerspitzen. Wenn Sie schlecht einschlafen können, akupressieren Sie abends im Bett als

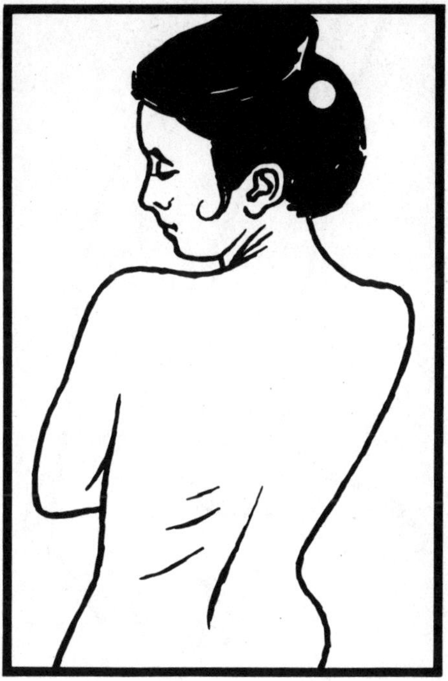

Wer dichtes Haar hat, sollte es vor der Akupressur des Punktes auf dem Hinterkopf etwas beiseite schieben.

erstes **die Fingerspitzen**. Am besten geht das mit den Daumenkuppen. Akupressieren Sie nicht zu fest. Leichtes Klopfen, etwa zwei bis drei Minuten lang, genügt, um die Durchblutung zu fördern.

Leichtes Klopfen genügt auch bei dem nächsten Punkt. Er liegt **auf der Mitte des Hinterkopfes** und ist nicht leicht zu finden, weil er auf den Druck nicht schmerzhaft reagiert. Am besten ist es, wenn Sie mit allen vier Fingern in kreisenden Bewegungen den gesamten Hinterkopf abklopfen. Dann können Sie sicher sein, daß Sie auch den richtigen Punkt treffen. Und die anderen Punkte, die Sie dabei automatisch mitakupressieren, können keinen Schaden anrichten.

Für die Behandlung der nächsten Punkte müssen Sie die Beine anwinkeln. Greifen Sie dann mit beiden Händen um die Fersen. Die Punkte, auf die es ankommt, liegen jeweils **zwei Querfinger unterhalb des äußeren und des inneren Fußknöchels in Richtung zu den Fersen**. Auch sie sind nicht sonderlich druckempfindlich. Man spürt sie allerdings auch nach der Akupressur noch eine Weile. Man hat das Gefühl, daß da immer noch gedrückt wird, obwohl man schon aufgehört hat.

Ich muß dazu sagen, daß es nicht für jeden Menschen leicht ist, diese Punkte zu erreichen. Wer nicht mehr ganz so gelenkig ist, hat unter

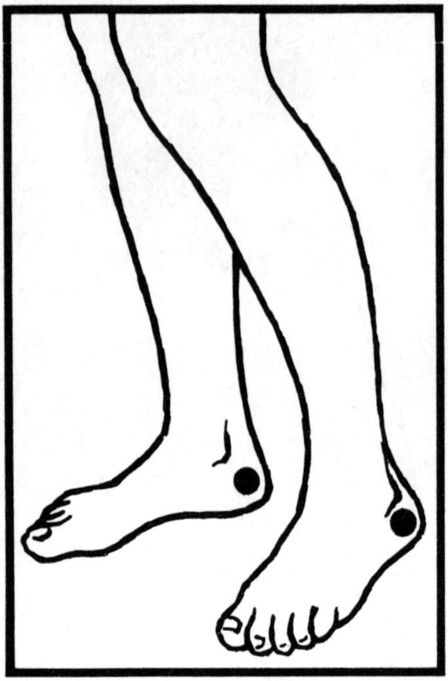

Wer nicht mehr so gelenkig ist und beide Punkte nicht gleichzeitig erreicht, kann sie auch nacheinander akupressieren.

Umständen Schwierigkeiten. Trotzdem braucht man auf die Akupressur dieser Punkte nicht zu verzichten. Sie müssen nicht unbedingt gleichzeitig behandelt werden. Man kann sie auch nacheinander akupressieren, und zwar in beliebiger Reihenfolge. Dieses Nacheinander-Akupressieren fällt vielen Menschen leichter.

Alle genannten Punkte wirken nicht nur auf den Blutkreislauf, sondern auch auf die Hormonproduktion und vor allem auf das Nervensystem. Ihre Akupressur entspannt, entkrampft, macht locker und müde. Ich kenne Menschen, bei denen die Akupressur dieser Punkte zu jeder Tageszeit zugleich ein wohliges Gefühl der Wärme hervorruft.

Aber denken Sie bitte immer daran, daß Schlafstörungen auch die Folge einer schweren inneren Krankheit sein können. Dann verhilft die Akupressur zwar in den meisten Fällen ebenfalls zu einem ruhigen Schlaf. Doch sie beseitigt die Ursache nicht. Das kann dann nur der Arzt.

Schluckauf

Stärkung der körpereigenen Kräfte, Selbsthilfe des Organismus, erhöhte Tätigkeit der Abwehrstoffe – das sind Begriffe, über die im Zusammenhang mit der Akupressur immer wieder gesprochen werden muß.

Aber was bedeuten sie eigentlich, diese Begriffe?

Lassen Sie es mich an einem ganz einfachen Beispiel erläutern. Nehmen wir einmal an, es sei Ihnen ein Fremdkörper ins Auge geflogen. Eine Mücke zum Beispiel. Oder ein Staubkorn.

Was passiert nun?

Innerhalb von Bruchteilen von Sekunden wird der Fremdkörper als Druck oder Schmerz ans Gehirn weitergeleitet und registriert. Sofort gibt das Gehirn, ohne daß wir erst viel darüber nachzudenken brauchen, den Tränendrüsen den Befehl, Tränen zu produzieren. Das Ergebnis: Das Auge tränt, und der Fremdkörper wird ausgespült.

Sehen Sie, der Organismus hat grundsätzlich das Bestreben, sich von Fremdkörpern und Krankheitskeimen zu befreien. Er hat sozusagen eine eingebaute Sicherheitspolizei, die automatisch funktioniert.

Aber auch eine Polizei kann manchmal zu schwach sein, wenn der Gegner zu stark ist. Und dann kommt es zu einer Krankheit, zu Schmerzen und Beschwerden.

Nun haben jedoch die Chinesen entdeckt, daß es eine Art Verstärkungstruppe für die Sicherheitspolizei des Körpers gibt: die Akupressur. Durch Akupressur der jeweils richtigen Punkte werden Impulse von außen nach innen geschickt, die den bedrängten Abwehrkräften zur Hilfe eilen.

Akupressur ist deshalb ganz besonders dann angezeigt, wenn man ganz plötzlich von einem Schmerz oder einer Beschwerde überfallen wird, und es ist kein Arzt in der Nähe. Eine höchst lästige Sache ist unter anderem der Schluckauf, den wohl jeder von uns aus eigener Erfahrung kennt. Ein Schluckauf kommt meistens dann, wenn man beim Essen zu hastig war oder ein Glas Wein oder Bier zu schnell getrunken hat. Es »hickst« in der Kehle, und der ganze Körper wird geschüttelt. Zwei, drei Hickser sind nicht einmal besonders schlimm. Aber wenn der Schluckauf länger dauert, dann wird er sehr unangenehm. Die Bauchdecke fängt an zu schmerzen. Man fühlt sich am ganzen Körper unwohl, und die gute Laune ist im Nu dahin.

Der Schluckauf, der den wissenschaftlichen Namen Singultus trägt, entsteht, weil sich das Zwerchfell ruckartig zusammenzieht. Man kann ihn mit schwerem Geschütz bekämpfen: mit Atropin oder Adrenalin, die auf das Nervensystem einwirken und bestimmte Fasern lahmlegen.

Aber wer hat schon immer einen Arzt zur Hand, wenn er einen Schluckauf bekommt? Und warum so schwere Geschütze auffahren, wenn es mit der Akupressur auch einfacher geht. Und es geht mit der Akupressur sehr rasch und einfach, solange es sich nicht um einen chronischen Schluckauf handelt, der stunden- oder tagelang anhält.

Setzen Sie sich in einen bequemen Sessel, stellen Sie die Füße auf den Fußboden und entspannen Sie sich. Die richtige Entspannung ist – wie immer bei der Akupressur – wichtig. Angespannte oder gar verkrampfte Muskeln machen die Weiterleitung der Impulse erheblich schwieriger oder sogar unmöglich. Nun neigen Sie sich ein wenig nach vorne, damit Sie mit den Händen Ihre Knie umfassen können, und zwar von der Außen- zur Innenseite hin.

Am besten finden Sie die richtigen Punkte mit den Kuppen der Mittelfinger. Tasten Sie mal **unterhalb der Kniescheibe**. Da finden Sie eine Vertiefung. Tasten Sie in dieser Vertiefung zur Außenseite der Beine hin. Dann merken Sie, daß die Vertiefung an einer bestimmten Stelle aufhört. Ihr tastender Finger stößt auf den Widerstand von Knochen.

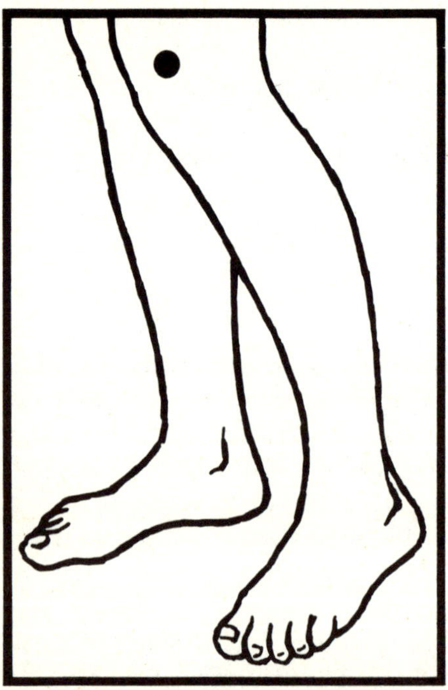

Es scheint unglaublich, ist aber erwiesen: Von den Knien aus kann man einen Schluckauf beseitigen.

Hier sind die beiden Stellen, die Sie bei Schluckauf akupressieren müssen. Machen Sie mit den Fingern kreisende Bewegungen, bei denen Sie die Haut gegen die Knochen verschieben. Und drücken Sie ruhig so fest wie möglich zu. Der Reiz sollte beim Schluckauf ziemlich stark sein.

Beim Erwachsenen genügen diese beiden Punkte, um einen Schluckauf rasch verschwinden zu lassen. Anders ist es nach den bisherigen Erfahrungen bei Kindern und vor allem bei Babys. Da wirken zwei andere Punkte besser. Zwei Punkte, die **auf der Innenseite der Handgelenke** liegen.

Umschließen Sie die Hand des Kindes so, daß Ihre Handfläche auf der Außenseite des Daumens ruht und daß Ihre Finger auf dem Handrücken des Kindes liegen. Bei natürlicher Haltung liegt Ihr eigener Daumen nun so, daß er auf der Innenseite des Handgelenks des Kindes nach oben, zum Ellenbogen hin zeigt.

Und jetzt akupressieren Sie mit dem Daumen. Erst die eine Seite, danach die andere Hand. Aber akupressieren Sie diese Stellen nicht zu fest. Gerade bei Babys muß man sehr vorsichtig vorgehen. Es genügt meist ein leichtes Beklopfen. Denn die Wirkung, die von hier aus ausgeht, ist ziemlich direkt und stark. Bei zu fester Akupressur kann es leicht zu Schwindelanfällen kommen. Das ist zwar nicht weiter schlimm, aber es ist

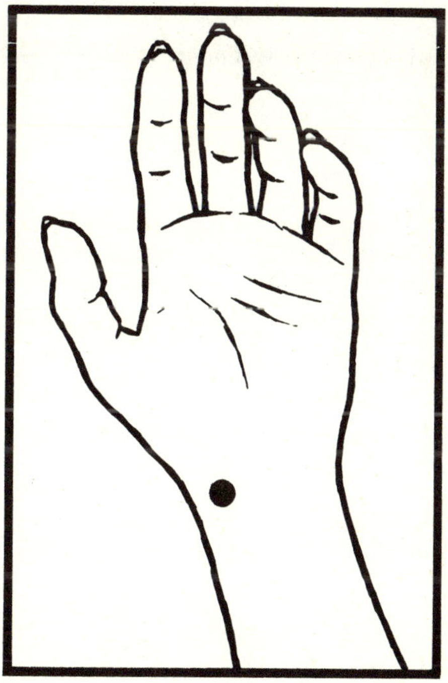

Der Punkt im Handgelenk darf nur vorsichtig akupressiert werden – besonders bei kleinen Kindern und Babys.

unangenehm. Deshalb erst nur leicht klopfen und erst dann ein wenig fester werden, wenn der Schluckauf nicht aufhören will.

In der Akupunktur, der »älteren Schwester« der Akupressur, sind die Punkte am Handgelenk ebenfalls bekannt. Sie liegen auf dem sogenannten Lungenmeridian und tragen bei uns im Westen die Zahlen-Bezeichnung sieben. In China, wo alle Akupunktur- und Akupressurpunkte einen richtigen, eigenen Namen haben, heißen sie Li-tsiu. Aber auch in der Akupunktur gilt die Regel, daß diese beiden Punkte mit Nadeln aus Gold, Silber oder Edelstahl nicht zu tief gestochen werden dürfen, weil es dann ebenfalls zu Schwindelanfällen kommen kann.

Die Dauer einer Akupressur bei Schluckauf ist bei jedem Menschen anders. Ich habe es im eigenen Bekanntenkreis einige Male ausprobiert. Bei dem einen genügten wenige Augenblicke, um den lästigen Schluckauf verschwinden zu lassen. Bei anderen dagegen dauerte es bis zu einer Minute.

Alle aber sagten übereinstimmend: »Wir haben es bisher immer mit alten Hausmitteln versucht. Wir haben uns die Nase zugehalten und keine Luft geholt. Oder wir haben einen Teelöffel voll Zucker geschluckt. Nichts gegen die alten Hausmittel. Sie wirken oft wahre Wunder. Aber beim Schluckauf geht es mit der Akupressur besser und einfacher.«

Aber ob nun wenige Augenblicke oder etwas länger – das muß jeder bei sich selber herausfinden.

Schnupfen

Manche Krankheiten sind so selten, daß von Millionen Menschen auf der Erde nur ein einziger daran leidet. Andere dagegen treten so häufig auf, daß man mit Recht sagen kann: Das bekommt jeder hin und wieder.

Kopfschmerzen gehören zu diesen Leiden, aber auch Bauchweh, Halsschmerzen und Schnupfen.

Der Schnupfen tritt so häufig auf, daß sich auch der Volksmund mit ihm beschäftigt hat, und zwar in einer scherzhaften Art und Weise, bei der immer ein bißchen Galgenhumor durchschimmert. Beispielsweise in dem Ausspruch: Wenn man einen Schnupfen ärztlich behandeln läßt, dann dauert er einundzwanzig Tage. Wenn man überhaupt nichts dagegen tut, dann dauert er drei Wochen.

Mit anderen Worten: Es ist völlig gleichgültig, ob man etwas gegen den Schnupfen tut. Trotz aller Behandlung verschwindet er sowieso erst dann, wenn die Nase sich ausgeschnupft hat.

Was ein Schnupfen ist, wissen wir alle. Die Nase läuft, die Augen tränen, und man fühlt sich nicht besonders wohl. Gefährlich ist ein Schnupfen nur bei Säuglingen. Ansonsten ist er meist harmlos, aber eben ungeheuer lästig.

Ein Schnupfen, der in der medizinischen Fachsprache als Rhinitis bezeichnet wird, entsteht durch eine Infektion oder durch eine Fehlschaltung im Nervensystem. Die Nasenschleimhäute entzünden sich, und die Nase fängt an zu laufen.

Es gibt unzählige Mittel, mit denen man versucht hat und immer noch versucht, den Schnupfen zu bekämpfen. Bei manchen »Rezepten« muß man laut loslachen, weil sie so albern und komisch sind, daß man wirklich nur noch lachen kann. Oder glauben Sie zum Beispiel, daß man einen Schnupfen heilen kann, wenn man sich möglichst reglos hinsetzt, die Nase laufen läßt, die Augen schließt und an warmen Sonnenschein denkt?

Nein, ich glaube auch nicht daran. Aber es handelt sich dabei allen Ernstes um einen Vorschlag aus der Volksheilkunde der Eskimos. In einem Land, das immer von Eis und Schnee bedeckt ist, war wohl die Sehnsucht nach warmer Sonne der Vater des Gedankens.

Vernünftiger klingen schon die Ratschläge, kräftig zu schwitzen und Inhalationen mit heißen Kamille- oder Eukalyptusdämpfen zu machen. Durch den Schweiß werden Krankheitskeime aus dem Körper geschwemmt, und durch die Dämpfe werden die Nasenschleimhäute beruhigt.

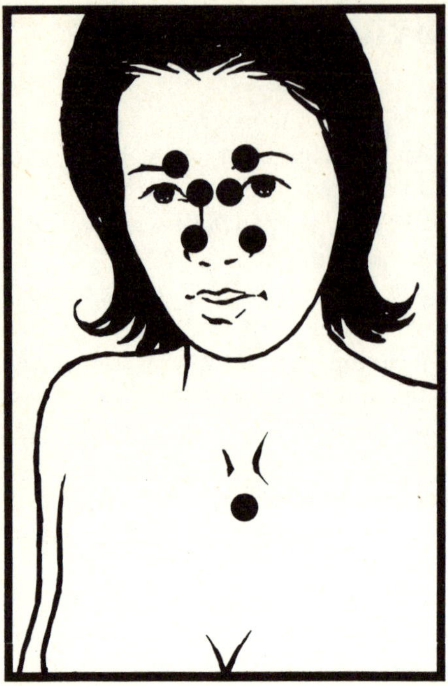

Schnupfen ist ein äußerst häufiges Leiden, bei dem Tabletten fast immer versagen. Aber diese Akupressurpunkte helfen.

Außerdem wurden von der pharmazeutischen Industrie Nasensprays entwickelt. Sie sollen die geschwollenen Nasenschleimhäute abschwellen lassen. Viele Ärzte warnen jedoch davor, weil diese Sprays meistens Adrenalin enthalten. Adrenalin reizt das sympathische Nervensystem und kann dazu führen, daß sich der Schnupfen zwar kurzfristig bessert, in abgeschwächter Form jedoch chronisch wird.

Jeder von uns weiß auch, wie ein Schnupfen anfängt: Es kribbelt so eigenartig, obwohl die Nase noch nicht läuft. Sobald sich dieses Kribbeln bemerkbar macht, sollte man nach dem Rat der chinesischen Akupressur-Fachärzte mit der Behandlung beginnen. Es ist der beste Zeitpunkt, es zu einem Schnupfen erst gar nicht kommen zu lassen. Denn eines ist klar: Wenn der Schnupfen bereits voll ausgebrochen ist, kann auch die Akupressur die Beschwerden nur lindern und vielleicht den Verlauf ein wenig verkürzen. Das wichtigste Anliegen der Akupressur liegt in diesem Fall in der **Vorbeugung**. In vielen chinesischen Dörfern und Städten gibt es deshalb große Plakate mit der Aufschrift: Wenn Du merkst, daß ein Schnupfen kommt, dann wende die Akupressur an.

Die Akupressur kennt **acht Punkte, um einen Schnupfen schon im allerersten Anfangsstadium zu beseitigen:**

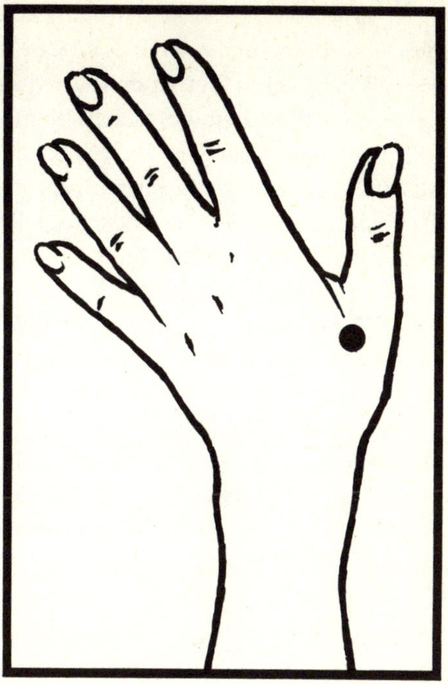

An dieser Stelle muß mit möglichst großen und kreisenden Bewegungen akupressiert werden.

Die beiden ersten liegen direkt in den Augenbrauen, ziemlich dicht an der Nasenwurzel. Am bequemsten behandelt man sie, wenn man mit den Kuppen der beiden Mittelfinger auf die Haut drückt und hin und her fährt. Nicht zu fest drücken, denn das ist nicht erforderlich. Auch bei leichtem Druck merkt man schon, daß sich hier druckempfindliche Punkte befinden.

Die beiden nächsten Punkte können Sie ebenfalls zur gleichen Zeit behandeln. Sie liegen direkt **in der Falte am unteren Ende der Nasenflügel**. Also dort, wo die Nase aufhört und der vordere Oberkiefer beginnt. Beide Punkte sind wieder druckempfindlich.

Dann kommen **zwei Punkte**, die Sie nacheinander akupressieren müssen, weil sie auf dem Handrücken liegen, und weil man sie nicht gleichzeitig erreichen kann. Legen Sie erst einmal die **Daumen** leicht und locker gegen die **Zeigefinger**. Dann sehen Sie, daß sich **zwischen den beiden eine Hautfalte** befindet. Die richtigen Punkte liegen noch eine Idee höher als das obere Ende der Hautfalten. Massieren Sie diese Stelle mit dem Daumen in möglichst großen, kreisenden Bewegungen. Sie spüren dann selber, wo der druckempfindliche Punkt auf jeder Haut liegt.

Ich werde immer wieder gefragt, mit welcher Seite man anfangen soll.

Es ist im Grunde gleichgültig. Man kann links oder auch rechts beginnen und dann zur anderen Körperseite übergehen. Die Chinesen haben jedoch nach ihren Berichten die Erfahrung gemacht, daß man die besten und schnellsten Erfolge erzielt, wenn man auf der Körperseite anfängt, auf der man auch die Beschwerden hat. Bei Migräne in der linken Kopfhälfte, also links – und umgekehrt. Beim Schnupfen aber spielt die Reihenfolge so gut wie überhaupt keine Rolle, weil ja meistens beide Seiten der Nase erkrankt sind.

Die **zwei letzten Punkte** zur Bekämpfung des Schnupfens dienen in erster Linie zur Unterstützung der bisher geschilderten Punkte. Der eine liegt **vorne auf der Brust**, mitten auf dem Brustbein zwischen den beiden Anschlußstellen der vierten linken und der vierten rechten Rippe, die ja beide mit dem Brustbein verwachsen.

Wenn Sie diesen Punkt sehr kräftig pressen, wundern Sie sich bitte nicht, daß Sie plötzlich einen Hustenreiz bekommen, der tief in der Brust aufzusteigen scheint. Denn von hier aus übt man einen starken Reiz auf den gesamten Atmungsapparat aus.

Und schließlich den letzten Punkt. Ich bin sicher, daß Sie ihn bereits kennen. Denn Sie kennen doch die typische Handbewegung eines Menschen, der eine Brille trägt und sich die Brille absetzt. Dann reibt er sich mit Daumen und Zeigefinger die **Nasenwurzel**. Er reibt sie sich dort, wo der Brillenbügel saß und einen Druck ausgeübt hat. Und dort muß man auch bei einem beginnenden Schnupfen reiben. Zusammen mit den beiden Punkten in den Augenbrauen bildet dieser Punkt auf der Nasenwurzel das »magische Dreieck«, das auch aus der Akupunktur bekannt ist und bei allen Erkrankungen der Nase hilft.

Schreibkrampf

Wenn Sie in einem medizinischen Nachschlagewerk blättern und Begriffe wie Asthma, Rheuma, Husten oder Herzinfarkt suchen, dann werden Sie keine Schwierigkeiten haben. Denn das alles sind ja richtige Krankheiten. Klar, daß sie in jedem wissenschaftlich-medizinischen Lexikon verzeichnet sind und abgehandelt werden.

Nun gibt es aber Beschwerden, die gelten – tja, wie soll ich sagen –, die gelten gar nicht als richtige Krankheiten. Zellulitis gehört zum Beispiel dazu. Bei Zellulitis winken die meisten Ärzte ab. »Unsinn«, sagen sie. »Das ist keine Krankheit.« Den vielen Frauen, die darunter leiden, daß bei Zellulitis ihre Haut an den Oberschenkeln häßlich und wabbelig wird, hilft das wenig.

Ein anderes Leiden, das in den meisten Fachbüchern ebensowenig vermerkt ist wie die Zellulitis – das ist der Schreibkrampf. Doch fast jeder, der vorwiegend mit den Händen arbeitet, hat zumindest hin und wieder den Schreibkrampf schon einmal kennengelernt. Dabei sind es nicht die schweren Arbeiten wie Holzfällen oder Gepäcktragen, die dazu führen, sondern ganz im Gegenteil die leichten und feinen Arbeiten.

Arbeiten, wie sie ein Uhrmacher ausführt oder jemand, der viel mit der Hand schreiben muß. Das Schreiben hat diesem Leiden ja auch seinen Namen gegeben.

Mit einem flatterhaften Zittern der arbeitenden Hand – also meist der rechten – fängt der Schreibkrampf an. Dann verkrampft sich die Hand ganz plötzlich. Kugelschreiber oder Pinzette fallen herunter. Vom Handgelenk aus ziehen Schmerzen auf der Außen- und der Innenseite des Armes hoch bis zum Ellenbogen. Die Hand selber fühlt sich seltsam kalt und stumpf an. Man hat den Eindruck, sie wolle absterben.

Aber gehen Sie mit einem Schreibkrampf mal zum Arzt. Wenn Sie großes Glück haben, verordnet er Ihnen Medikamente gegen die chronische Ermüdung der Muskeln. Wenn Sie Pech haben, dann bekommen Sie zu hören: »Das ist nur eine Folge der Überanstrengung einzelner Muskeln. Da kann man gar nichts machen. Das können Sie nur beseitigen, wenn Sie die Hand schonen und sich notfalls einen anderen Beruf suchen.«

Chronische Ermüdung der Muskeln – das ist die Hauptursache des Schreibkrampfes. Wobei die Betonung auf »chronisch« liegt. Etwas anderes ist die akute Ermüdung, die sich durch einen Muskelkater bemerkbar macht.

Zu der chronischen Ermüdung kommen noch Durchblutungsstörungen und nervöse Komponenten hinzu. Aber was ist das eigentlich: chronische Ermüdung?

Dazu einige Erklärungen. Von den Blutbahnen wird der Blutzucker zu den Muskeln transportiert. Auf den Blutzucker trifft der aus der Lunge kommende Sauerstoff. Die beiden verbinden sich, und es findet ein chemischer Verbrennungsprozeß statt, bei dem die Energie entsteht, die die Muskeln brauchen, um sich bewegen, um arbeiten zu können.

Bei dieser Verbrennung entstehen aber auch Rückstände – wie beim Feuer die Asche. Einer dieser Rückstände ist die Milchsäure. Milchsäure macht den Muskel müde. Erst wenn sie abtransportiert ist, kann das Blut frischen Zucker – frisches Brennmaterial – herbeischaffen. Wird sie nicht abtransportiert, wie zum Beispiel beim Schreibkrampf, dann bleibt der Muskel müde. Er wird lahm, krank, und er reagiert schließlich mit Krämpfen, die manchmal nur Minuten, manchmal aber auch länger dauern und sich vor allem bei der kleinsten Belastung wiederholen.

Schreibkrampf gehört zu den Leiden, bei denen man mit einer Akupressur-Selbstbehandlung besonders gute und schnelle Ergebnisse erreichen kann. Da die meisten von uns Rechtshänder sind und der Schreib-

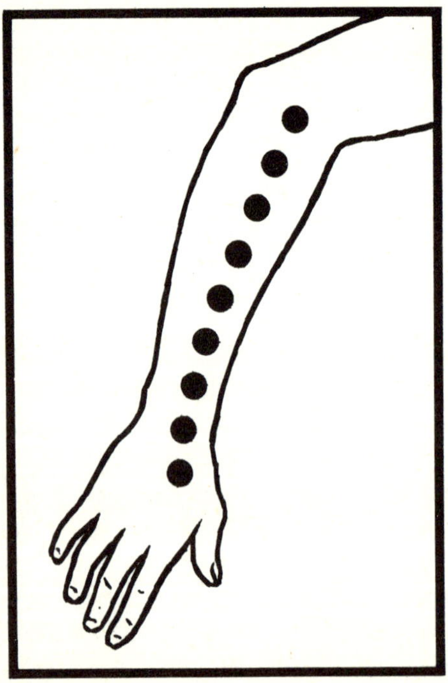

Es genügt, nur den kranken Arm zu akupressieren. Aber die Akupressur erfolgt immer von unten nach oben.

krampf rechts auftritt, wird mit den Fingerkuppen der linken Hand die rechte Hand, der rechte Arm und die rechte Schulter behandelt. Denn dort befinden sich die entscheidenden Punkte. Bei Linkshändern ist es natürlich umgekehrt.

Beim Schreibkrampf kann man mit der Akupressur zweierlei erreichen. Erstens kann man den Krampf und die Schmerzen, wenn sie sich einstellen, sehr rasch beseitigen. Zweitens kann man weiteren Schreibkrämpfen weitgehend vorbeugen.

Jeder, der hin und wieder Schreibkrämpfe bekommt, sollte deshalb nicht nur bei einem Anfall akupressieren, sondern regelmäßig jeden Tag zwei- bis dreimal, jeweils zwei bis drei Minuten lang. Und erst recht sollten alle diejenigen regelmäßig akupressieren, die häufig einen Schreibkrampf bekommen.

Wichtig ist, daß der kranke Arm ganz ruhig auf einer Unterlage liegt. Am besten, man setzt sich in einen Sessel und legt den Arm auf die Lehne.

Akupressiert werden alle Punkte mit einem kurzen, mittelstarken Druck. Man beginnt auf dem Handrücken **in der Furche zwischen Daumen und Zeigefinger**. Von dort aus akupressiert man mit allen vier Fingerkuppen der behandelnden Hand eine Linie, die über den Armrük-

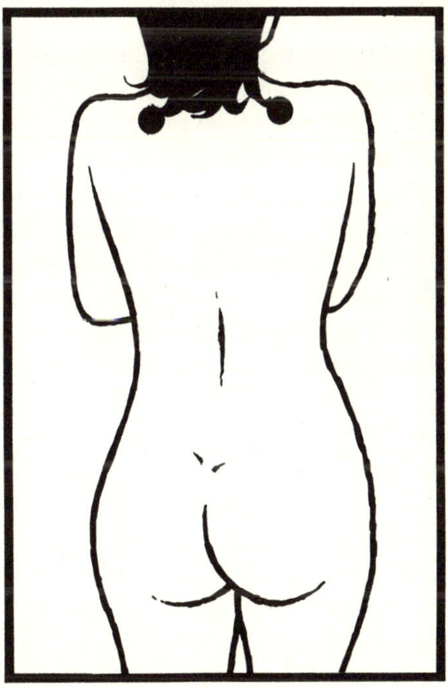

Von hier aus kann die Schultermuskulatur, aber auch der ganze Arm entkrampft werden.

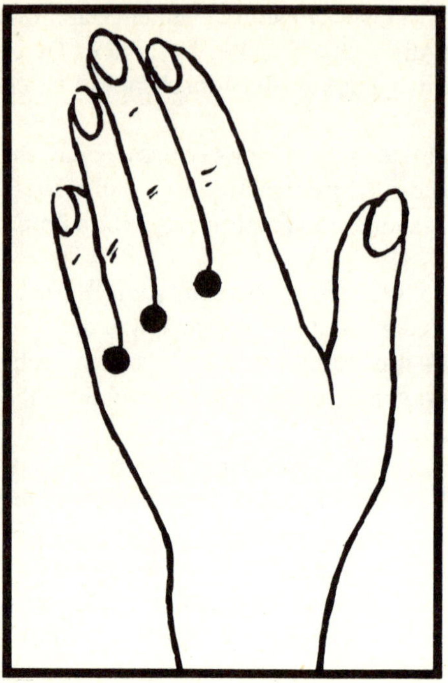

Je nach der Stärke des Schreibkrampfes muß an diesen Stellen leicht geklopft oder fest gedrückt werden.

ken hinaufführt bis zum Ellenbogen. Aber bitte immer von unten nach oben akupressieren. Nicht vom Herzen weg, sondern zum Herzen hin.

Den nächsten Punkt finden Sie, wenn Sie sich die linke Hand auf die **rechte Schulter** legen. Sie müssen mit der Hand so weit wie möglich nach oben gehen, ohne daß Sie sich allerdings verrenken. Nun drücken Sie einmal fest mit dem Mittelfinger. Merken Sie, daß Sie dort – Ihre Finger liegen dort, **wo der Rücken anfängt** – eine besonders druckempfindliche Stelle haben? Das ist der richtige Punkt.

Es folgen **drei Punkte auf dem Handrücken**. Sie liegen **genau zwischen den Knöcheln**. Man kann sie gleichzeitig mit Zeige-, Mittel- und Ringfinger der anderen Hand akupressieren. Man kann sie aber auch nacheinander in beliebiger Reihenfolge mit der Daumenkuppe behandeln. Machen Sie es so, wie es für Sie am bequemsten ist.

Zum Schluß kommen noch **drei Punkte** auf der Innenseite der Hand, **auf der Handfläche** also. Am erfolgreichsten behandelt man diese Punkte in einer ähnlichen Haltung, als wolle man sich selber die Hand geben. Nur muß der Daumen, der die Punkte akupressiert, in der Handfläche liegen und die Finger auf dem Handrücken.

Der erste dieser drei Punkte liegt etwa einen Fingerbreit **unterhalb des**

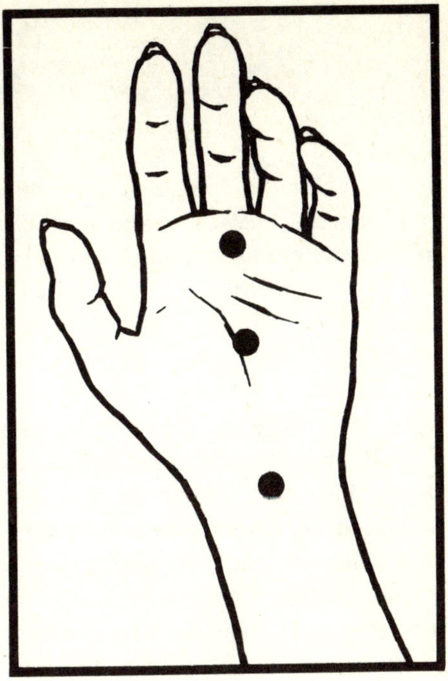

Alle drei Punkte reagieren auf den Akupressurdruck empfindlich. Menschen mit sehr zarten Händen können hier sogar Schmerz empfinden.

Mittelfingers. Der zweite genau **in der Mitte der Handfläche**. Dort, wo sie ihren tiefsten Punkt hat. Und der dritte befindet sich genau **in der Mitte des Handgelenks**. Alle drei Punkte reagieren empfindlich auf den Druck. Um sie bei den ersten Behandlungen zu finden, müssen Menschen mit festen und robusten Händen etwas fester oder sogar sehr stark drücken.

Nach ein, zwei Versuchen aber hat man es im Gefühl, wo die Punkte liegen. Dann genügt der mittelstarke Druck wie bei den anderen Punkten.

Schultergelenk-rheuma

Ich hatte vor einiger Zeit ein kleines Erlebnis, von dem ich Ihnen berichten möchte. Ich war bei der Behörde, weil mein Ausweis verlängert werden mußte. Der Beamte, der die Eintragung vornahm, saß merkwürdig steif hinter seinem Schreibtisch. Sein linker Arm ruhte auf der Tischplatte. Beim Schreiben mit der rechten Hand bemühte er sich, nur die Hand, nicht aber den Arm zu bewegen. Und in regelmäßigen Abständen hob er die Schultern leicht nach oben.

Der Beamte hatte wohl meinen interessierten Blick gesehen. Denn er lächelte mich matt an und meinte: »Ich hab's in den Schultergelenken, wissen Sie. Über dreißig Jahre am Schreibtisch und immer die gleichen Bewegungen. Damit habe ich mir das Rheuma eingehandelt. Naja, bis zur Pensionierung werde ich schon noch durchhalten.«

Nun ist Rheuma ein ziemlich vager Sammelbegriff. Rheumatische Erkrankungen können in Gelenken, Muskeln, Nerven und Blutgefäßen auftreten. Sie können das Gehirn, die Haut, das Rippenfell, die Augen und das Herz befallen.

Noch länger ist die Liste der möglichen Ursachen. Bestimmte Erbanlagen, Veränderungen im chemischen Haushalt des Körpers, einseitige Überanstrengung, Erkältung, Infektionsherde, wie zum Beispiel kranke Zähne oder auch – nach der Theorie des österreichischen Arztes Dr. Otto Nuhr – Viren in der Wirbelsäule können ein rheumatisches Leiden zur Folge haben.

Rheuma muß ärztlich behandelt werden. Daran besteht kein Zweifel. Aber ich konnte dem Beamten bei der Behörde einige Punkte aus der Akupressur zeigen. Wenn man diese Punkte bei Schmerzen in den Schultergelenken mit der Fingerkuppe selber massiert, verschwinden die Schmerzen ohne Tabletten. Zumindest werden sie erheblich gelindert.

Der erste und wichtigste Akupressur-Punkt gegen Schultergelenkschmerzen liegt **auf dem Unterarm**. Nehmen wir einmal an, Sie haben die Schmerzen vorwiegend in der rechten Schulter. Dann legen Sie bitte die rechte Hand auf die linke Schulter. Mit der linken Hand umfassen Sie jetzt den rechten Unterarm, und zwar etwa in der Mitte zwischen der Spitze des Ringfingers und der Ellenbogenspitze.

Nun müssen Sie wieder etwas herumtasten, bis Sie den richtigen Punkt gefunden haben. Pressen Sie ruhig mit allen vier Fingern, die auf dem

Arm aufliegen. Schieben Sie die Haut in kreisenden Bewegungen hin und her. Dann finden Sie einen Punkt, der schmerzhaft reagiert. Manche Menschen haben bei der Pressur dieses Punktes das Gefühl, hier mit einer langen und dünnen Nadel bis tief ins Fleisch hineingestochen zu werden.

Nicht nur in der Akupressur, auch in der Akupunktur ist der Punkt bekannt. Er liegt auf dem Meridian, der Energiebahn mit der Bezeichnung »Dreifacher Erwärmer«, und er trägt die Nummer fünf auf diesem Meridian. Sein chinesischer Name lautet Oae-kuan.

Es handelt sich hier um einen sogenannten Kardinalpunkt. Was man darunter zu verstehen hat, geht sehr bildhaft und einleuchtend aus einem Vergleich hervor, der von dem Wiener Akupunkturarzt Dr. Johannes Bischko stammt. Die zwölf Meridiane, auf denen die Lebensenergie strömt, vergleicht Dr. Bischko mit geregelten Wasserläufen, mit Flüssen und Kanälen.

Nun gibt es aber auch noch die beiden Sondermeridiane. In ihnen fließt die Energie nicht. Sie ruht vielmehr in ihnen wie das Wasser in einem Stausee. Aus einem Stausee kann man je nach Bedarf mehr oder weniger Wasser herausfließen lassen. Für die Regulierung gibt es Schaltstellen. Um Schaltstellen handelt es sich auch bei den Kardinalpunkten. Durch Akupressur eines Kardinalpunktes öffnen sich die Energie-Schleusen der Sondermeridiane, und Energie fließt dorthin, wo sie gebraucht wird.

Sehr wichtig bei Schmerzen in den Schultergelenken ist auch der nächste Punkt. Er befindet sich direkt **auf der vordersten Spitze der Schulter** und ist mit der gegenüberliegenden Hand leicht zu finden, weil auch er wieder sehr druckempfindlich ist. Wie man ja überhaupt bei den allermeisten Akupressur-Punkten sagen kann: Dort, wo es beim Drücken und Pressen weh tut, ist es richtig.

Wenn die Schulterschmerzen schon länger bestehen, und wenn das Leiden bereits chronisch geworden ist, bilden sich hier an der vorderen Schulterspitze in vielen Fällen winzige Kügelchen unter der Haut. Bei leichter Akupressur mit dem Fingernagel spürt man sie unter dem Nagel wegrutschen. Ziel der Akupressur sollte es nun sein, diese Kügelchen zum Verschwinden zu bringen, sie aufzulösen. Aber bitte nicht mit Gewalt. Es darf nur mit leichtem Druck massiert werden. Nicht die einmalige Kraftanstrengung bringt den Erfolg, sondern die beharrliche Ausdauer. Eine chinesische Faustregel besagt, daß man diesen Punkt über längere Zeit morgens, mittags und abends jeweils ein bis zwei Minuten behandeln soll.

Bewährt hat sich schließlich auch der dritte Punkt. Er liegt dort, **wo das Schlüsselbein am weitesten nach vorne vorragt**, also ebenfalls in der Nähe des erkrankten Gelenks.

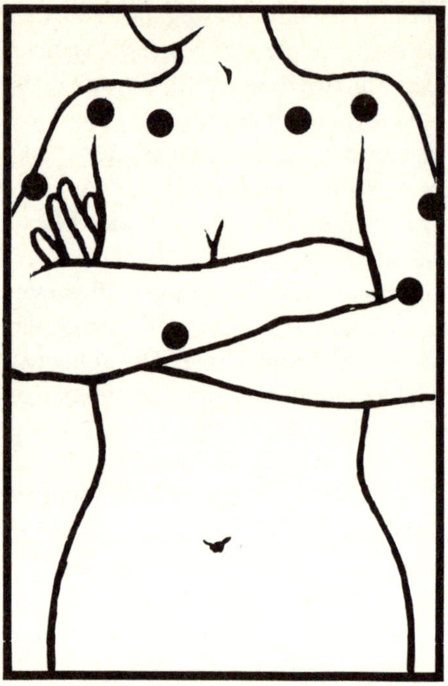

Rheuma in den Schultergelenken haben sehr viele Menschen mit einer sitzenden Beschäftigung. Diese Punkte können helfen.

Etwas weiter entfernt liegen noch einige andere Punkte, die man zur Unterstützung ebenfalls behandeln kann. Wenn Sie mal mit dem Daumen der rechten Hand den linken Handrücken abtasten, dann finden Sie sehr leicht die **Mittelhandknochen des Zeigefingers und des Daumens. Zwischen beiden Knochen**, dem Daumenballen direkt gegenüber, befindet sich weiches Gewebe. Dieses Gewebe müssen Sie mit dem Daumen in möglichst großen, kreisenden Bewegungen massieren.

Um den nächsten Punkt zu finden, legen Sie bitte den angewinkelten Arm gegen den Körper. Wenn Sie nun auf Ihren **Ellenbogen** hinuntersehen, können Sie erkennen, daß sich durch das Anwinkeln eine **Hautfalte** gebildet hat. Dort, wo die Falte aufhört, befindet sich der richtige Punkt, der behandelt werden muß. Auch hier genügt in den meisten Fällen eine leichte Akupressur. Doch das muß jeder für sich selber herausfinden. Wer zum Beispiel ausgesprochen schlank oder sogar hager ist, braucht weniger fest zu drücken als jemand, der hier Fettpölsterchen aufzuweisen hat.

Um den letzten Punkt zu finden, legen Sie bitte die ganze Handfläche auf die gegenüberliegende Schulter. Schulter und Arm müssen ganz entspannt sein.

Nun fahren Sie mit der Hand langsam nach unten. Was Sie da als leichte

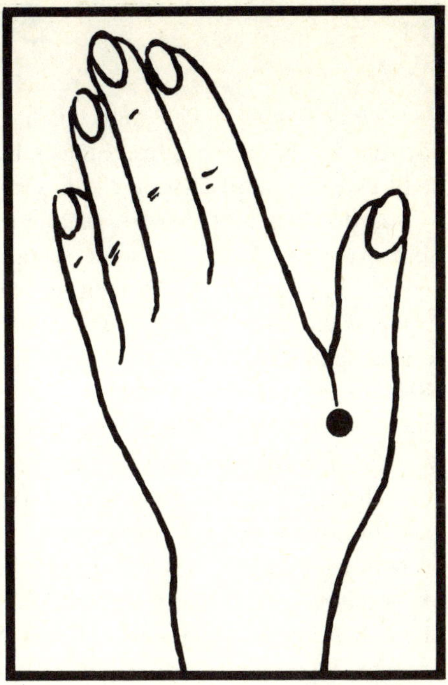

Zur Unterstützung kann auch dieser Punkt akupressiert werden. Vor allem in schweren Fällen darf er nicht ausgelassen werden.

Wölbung fühlen, ist der **Schultermuskel**. Sie können auch genau erfühlen, wo er am Oberarm aufhört. Dort, wo er seinen **untersten Punkt** erreicht, ist die richtige Stelle für die Akupressur.

Es gibt einen kleinen Trick, um diese Stelle noch leichter zu finden. Spannen Sie beim Suchen den Schultermuskel mal an. Er ist dann noch deutlicher zu fühlen. Nur: Wenn Sie den Punkt gefunden haben und ihn behandeln, dann muß der Muskel wieder völlig entspannt und locker sein.

Sodbrennen

Wer genießen will, der muß auch mit Beschwerden dafür bezahlen können. So lautet ein altes chinesisches Sprichwort. Bei uns im Westen heißt es kürzer und knapper: kein Genuß ohne Reue.

Was das bedeutet, haben wir alle schon mehr als einmal am eigenen Leib erfahren. Jeder auf seine Weise. Da ist zum Beispiel einer, der genießt es, einen ganzen Abend und die halbe Nacht lang zu tanzen. Das Ergebnis am nächsten Morgen: er hat einen Muskelkater, mit dem er für seinen Spaß bezahlen muß. Ein anderer genießt es, mit Freunden oder allein einige Flaschen Wein zu leeren. Auch er kommt meistens nicht ungeschoren davon. Denn am nächsten Tag hat er einen Kater und wünscht den Alkohol zum Teufel.

Auch viele Freunde eines reichlichen und gut gewürzten Essens wissen vom Bezahlen des Genusses ein Lied zu singen. Kaum ist das saftige Eisbein oder das pikant und scharf zubereitete chinesische Gericht gegessen – schon geht es los. Aus dem Magen zieht ein brennender Reiz nach oben. In wenigen Augenblicken hat dieser Reiz das Innere des Halses erreicht. Jetzt schmerzt es vom Magen bis zum Hals. Man hat zwar immer schon gewußt, daß man eine Speiseröhre besitzt, durch die die Speisen in den Magen gelangen. Aber nun spürt man sie auf einmal. Denn es ist die ganze Speiseröhre, die hier plötzlich Beschwerden macht. Und wie man diese Erscheinung nennt, das wissen wir alle: Sodbrennen.

Sodbrennen entsteht durch einen Überschuß an Magensäure. Magensäure, das ist eine klare Flüssigkeit mit saurem Charakter. Sie wird von unzähligen Drüsen produziert, und zwar in der erstaunlichen Menge von anderthalb bis zwei Liter pro Tag. Sie besteht aus Salzsäure, Pepsin, Gastrin, Casein und einer ganzen Reihe weiterer Drüsensekrete. Die Aufgabe der Magensäure besteht darin, die Nahrung auf die eigentliche Verdauung in Dick- und Dünndarm vorzubereiten. Sie besorgt also einen chemischen Prozeß.

Nun ist der obere Eingang des Magens so eingerichtet, daß er normalerweise nur etwas, was man gegessen oder getrunken hat, von oben nach unten durchläßt. Auch die Speiseröhre arbeitet ja beim gesunden Menschen immer nur in wellenförmigen Bewegungen von oben nach unten.

Beim Sodbrennen – wie auch beim Aufstoßen oder Erbrechen – dringt jedoch auch etwas von unten nach oben. Beim Sodbrennen ist es die überschüssige Magensäure.

Wer häufig an Sodbrennen leidet, bekommt prompt den Rat, keine gebratenen Speisen mehr zu essen. Er soll auf Gewürze, Kaffee und süße Speisen verzichten. Er soll rundherum auf alles verzichten, was ihm doch bisher so gut geschmeckt hat. Und wer tut das schon gern!

Nun kann Sodbrennen das Anzeichen einer Entzündung der Magenschleimhaut sein. Dann kommen allerdings noch einige andere Beschwerden hinzu. Man hat eine blasse Hautfarbe, der Magen reagiert auf den leichtesten Druck mit Schmerzen, die Zunge ist belegt, man fühlt sich übel und neigt zu Erbrechen und Schwindelanfällen.

Bei einer Magenschleimhautentzündung muß man zum Arzt. Da führt kein Weg vorbei. Und man muß auch tatsächlich auf vieles verzichten, was einem früher geschmeckt hat.

Beim normalen Sodbrennen aber kann man sich durch Akupressur sehr leicht und sehr rasch selber helfen. Tasten Sie einfach mit dem Daumen vom Kehlkopf senkrecht nach unten. Zunächst ist da noch das Weiche des Halses zu fühlen. Aber dann beginnt der Knochen des **Brustbeins**. Und genau dort müssen Sie mit einem kurzen und kräftigen Druck zudrücken. Nicht in den Hals hinein, als ob Sie sich erwürgen wollten, sondern die Haut fest gegen den Knochen drücken.

Ich habe es selber ausprobiert, als ich einmal Sodbrennen hatte. Bei mir

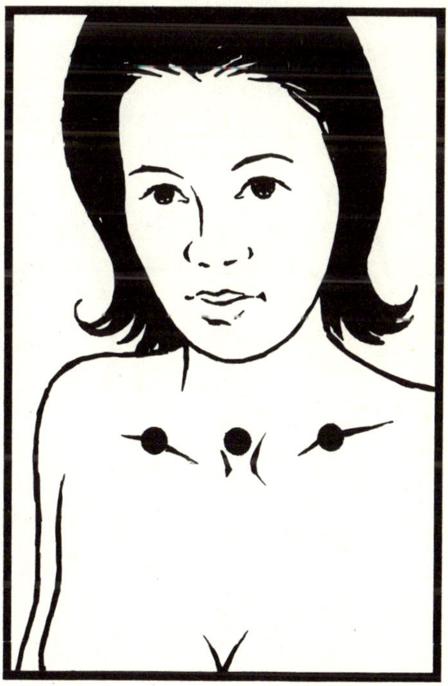

Sodbrennen verschwindet oft bereits nach kurzer Akupressur dieser drei Punkte.

genügte ein dreimaliger kurzer Druck, und das Sodbrennen war verschwunden. Wenn es bei Ihnen länger dauert, können Sie auch mehrere Male akupressieren. Und wenn es immer noch nicht hilft, gibt es zwei weitere Behandlungspunkte in der Akupressur. Tasten Sie mit den Mittelfingern beider Hände vom Brustbein aus nach links und nach rechts. Die Knochen, die Sie hier unter der Haut spüren, das sind die beiden Schlüsselbeine. Sie werden selber sofort merken, daß die **Schlüsselbeine** nicht in einer schnurgeraden Form in Richtung Schultern verlaufen, sondern ganz leicht nach oben gewölbt sind. Dort, wo sie ihren höchsten Punkt erreicht haben, muß bei Sodbrennen – oder besser: bei hartnäckigem Sodbrennen – akupressiert werden.

Bei allen drei Punkten, also beim Brustbein in der Mitte und bei den Schlüsselbeinen links und rechts, hat man eine sehr einfache Kontrolle, ob man die richtigen Punkte auch wirklich gefunden hat. Denn alle drei Punkte, die auch aus der Akupunktur bekannt sind, reagieren empfindlich auf den Druck der Fingerspitzen.

Wer häufg Sodbrennen hat, sollte meiner Ansicht nach jedoch nicht nur bei einem akuten Anfall akupressieren, sondern jeden Tag etwas zur Vorbeugung tun. Auch von den Chinesen wird das dringend empfohlen.

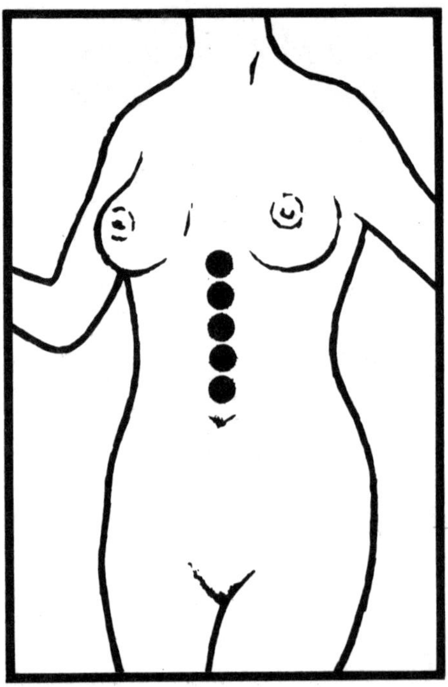

Zur Vorbeugung werden diese Punkte morgens noch vor dem Aufstehen im Bett akupressiert.

Man braucht zur **Vorbeugung** jeden morgen nur zwei bis drei Minuten, und man akupressiert sich noch vor dem Aufstehen im Bett.

Zunächst legt man sich auf den Rücken und entspannt alle Muskeln. Dann legt man sich Zeige-, Mittel- und Ringfinger beider Hände auf die **Magengrube**, also direkt unter das Brustbein. Dann wird zwei- bis dreimal kurz akupressiert. Aber diesmal bitte nur leicht drücken, weil man sonst leicht einen dumpfen Magenschmerz bekommt.

Danach akupressiert man – ebenfalls mit den sechs Fingern – **etwas tiefer**. Wieder zwei- bis dreimal.

Und schließlich noch einmal etwas tiefer, so daß man etwa die **Nabelgegend** erreicht hat. Bei allen diesen Punkten wird der Akupressur-Druck grundsätzlich **nur beim Ausatmen** ausgeübt. Zum Schluß legt man beide Hände übereinander auf den Magen und übt – wieder beim Ausatmen – einen leichten Druck mit der gesamten Handfläche aus.

Nach den Erfahrungen chinesischer Ärzte reguliert diese vorbeugende Akupressur nicht nur die Säurebildung. Sie fördert auch die Durchblutung des Magens, sorgt für einen besseren Stoffwechsel und verhindert die Bildung von Gasen. Ein sehr breites Anwendungsgebiet also. Es kommt nur darauf an, daß man diese Akupressur regelmäßig durchführt und keinen einzigen Tag ausläßt.

Stoffwechselleiden

Was beim Stoffwechsel in unserem Körper vor sich geht, läßt sich in einem einzigen einfachen Satz ausdrücken: Die Nahrung, die aus Essen und Trinken besteht, wird in Stoffe umgewandelt, die der Körper zum Leben braucht.

So einfach das klingt, so vielfältig und kompliziert ist es in Wirklichkeit.

Die Nahrung hat sechs wichtige Bestandteile: Kohlehydrate, Fett, Eiweiß, Wasser, Mineralsalze und Vitamine. Was mit diesen Grundstoffen im Körper im einzelnen geschieht, ist auch heute noch nicht restlos geklärt. Wir wissen allerdings, daß es sich um einen chemischen Vorgang handelt, der selbst in der modernsten chemischen Fabrik nicht nachvollzogen werden kann. Es ist einfach nicht möglich, Apparate zu bauen, die so arbeiten wie der menschliche Organismus.

Nehmen wir nur einmal die Kohlehydrate. Dabei handelt es sich um Zucker und Stärke. Mund- und Bauchspeichel sowie der Darmsaft verwandeln die Kohlehydrate in Traubenzucker. Der Traubenzucker gelangt ins Blut und wird durch die Adern zu den Muskeln gebracht. Die Muskeln

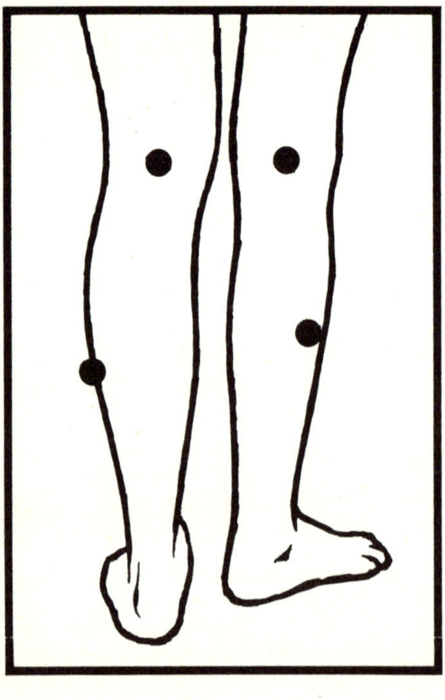

Die ersten Punkte, von denen aus der Stoffwechsel reguliert wird, liegen in den Kniekehlen und auf den Waden.

brauchen ihn sozusagen als Brennstoff, um tätig werden zu können, um zu arbeiten. Und damit für den Notfall immer eine Brennstoff-Reserve vorhanden ist, wird ein Teil des Zuckers in der Leber gespeichert. Sobald man anfängt, die Muskeln zu bewegen, wird er freigegeben. Und er wird zum Beispiel auch dann freigegeben, wenn man hungert. Denn auch dann brauchen ja die Muskeln ihre Kraftnahrung.

Oder nehmen wir den Eiweiß-Stoffwechsel. Er findet im Magen und im Darm statt. Durch die verschiedenen Säfte, Sekrete und Fermente wird das Eiweiß in seine Bestandteile zerlegt. Und es sind eine ganze Reihe von Bestandteilen: Kohlenstoff, Wasserstoff, Sauerstoff, Stickstoff, Schwefel und Phosphor. Sie werden gebraucht, damit der Körper ständig neues Gewebe bilden kann.

Das Fett wird im Darm in seine verschiedenen Bestandteile aufgespalten, und zwar vornehmlich von der Gallenflüssigkeit, die aus der Leber über die Gallenblase kommt. Fett ist von entscheidender Bedeutung für den Wärmehaushalt des Körpers. Ohne Fett würden wir kläglich erfrieren.

Kommen noch Wasser, Mineralsalze und Vitamine, die im Körper zu verschiedenen Aufgaben gebraucht werden. Wasser dient als Transport-

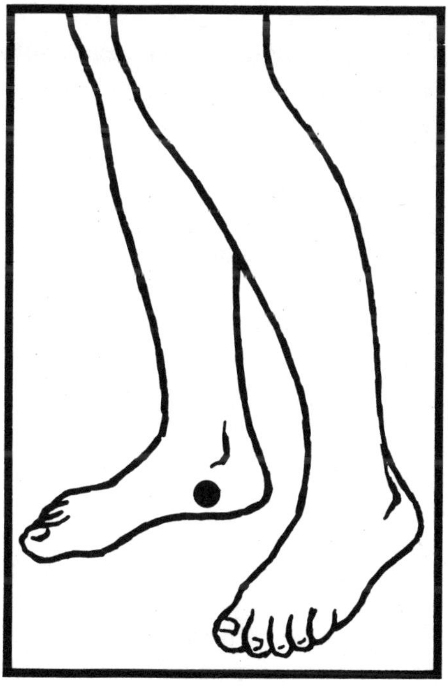

Am besten erreicht man den Punkt an der Innenseite des Fußes, wenn man die Beine übereinanderlegt.

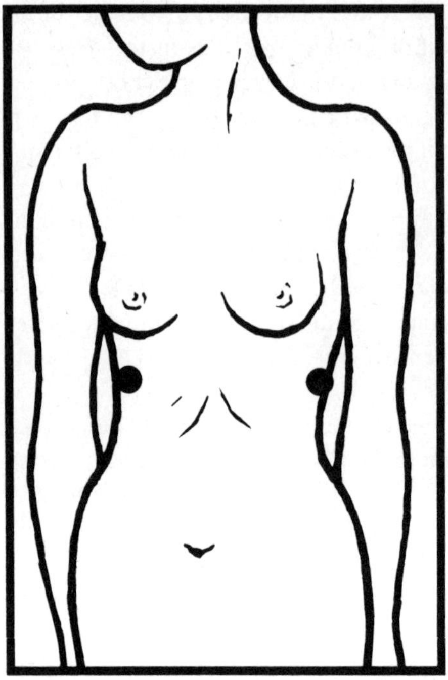

Diese Punkte liegen direkt unter den elften Rippen. Die meisten Menschen sind hier sehr empfindlich.

mittel, Mineralsalze helfen beim Aufbau der Zellen, Vitamine benötigen wir, um uns wohl zu fühlen und Abwehrkräfte gegen Krankheiten zu haben.

Man kann den Stoffwechsel auch mit einem Räderwerk vergleichen. Unzählige Rädchen greifen ineinander. Und sobald auch nur ein einziges nicht mehr funktioniert, gerät das ganze Räderwerk in Unordnung. Oder es bleibt sogar stehen.

So ist es auch mit dem Stoffwechsel. Wenn irgendwo ein Fehler auftaucht, kommt es zu einer Stoffwechselkrankheit. Die häufigste ist heute die Zuckerkrankheit, bei der zuviel Zucker ins Blut gelangt. Die Gicht mit Schmerzen in den Gelenken ist seltener geworden. Ebenso wie die echte Fettsucht, bei der man auch dann zunimmt, wenn man sich normal ernährt. Skorbut, eine Vitaminmangelkrankheit, ist so gut wie ausgestorben. Nur Rachitis, die bei einem Mangel an Vitamin D auftritt, spielt noch heute eine Rolle.

Aber es muß nicht immer eine der großen Stoffwechselkrankheiten sein, die die Gesundheit beeinträchtigt. Leichte Ermüdbarkeit, dauerndes Frieren, innere Unrast, Konzentrationsschwäche, schlechtes Allgemeinbefinden ohne besondere Schmerzen an einer bestimmten Stelle – das

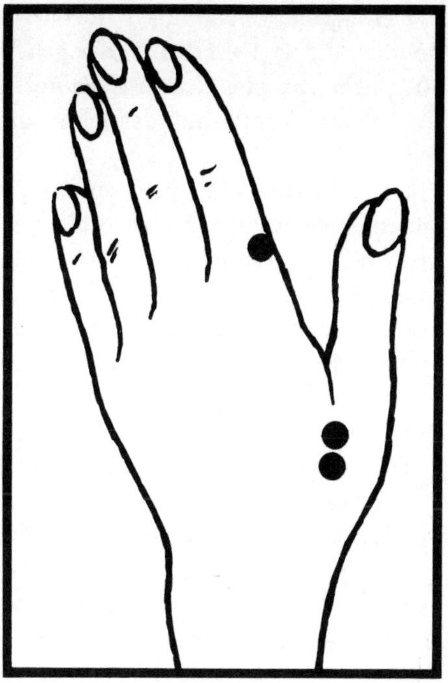

Bei den drei Punkten auf der Hand ist normalerweise nur ein leichtes Klopfen erforderlich.

alles und noch vieles mehr kann die Folge eines gestörten Stoffwechsels sein.

In der Akupressur gibt es eine ganze Reihe von Punkten, die als spezielle Stoffwechselpunkte bekannt sind. Bei der Behandlung sollte man nach dem Motto vorgehen: Vorbeugen ist besser als heilen. Wenn man mit der Akupressur erst anfängt, wenn der Stoffwechsel schon nicht mehr in Ordnung ist, dauert es auf jeden Fall länger. Deshalb sollte man sich sagen: Ich mache jeden Tag einige Minuten Akupressur, dann bekomme ich erst gar keinen gestörten Stoffwechsel.

Die beiden wichtigsten Punkte befinden sich an den Beinen, und sie sind nicht nur in der Akupressur, sondern auch in der Akupunktur bekannt.

Der erste liegt **genau in der Mitte der Kniekehle**, sowohl links wie auch rechts. Man setzt sich bequem und locker hin, beugt sich leicht nach vorn und legt sich am besten die Mittelfinger in die Kniekehlen. Nun massiert man auf beiden Seiten gleichzeitig zwanzig bis dreißig Sekunden lang. Man merkt dabei nichts Besonderes, denn die Punkte sind nicht druckempfindlich wie viele andere Akupressurpunkte. Aber sie haben ihre Wirkung, und sie wirken nach innen.

Den zweiten Punkt am Bein spürt man während der Behandlung ganz deutlich. Er liegt **auf den Waden genau in der Mitte zwischen den äußeren Knöcheln und den Außenseiten der Kniegelenke**. Hier genügt es, jeden Tag einmal fest zu akupressieren, um den Stoffwechsel in Ordnung zu halten.

Der nächste Punkt liegt an der **Innenseite des Fußes unterhalb des Innenknöchels** und ein kleines bißchen weiter nach vorn in Richtung zum großen Zeh. Man muß ein bißchen suchen, um ihn zu finden. Aber wenn man ihn gefunden hat, spürt man es sofort. Es gibt Menschen, die schreien vor Schmerzen auf, wenn dieser Punkt fest akupressiert wird. Das ist immer ein Zeichen dafür, daß der Stoffwechsel bereits in Unordnung geraten ist. Selbst dann, wenn man überhaupt noch keine Beschwerden hat.

Dann kommt ein Punkt, der sich **in der Hüfte am Ende der elften Rippe** befindet. Die meisten Menschen sind hier ziemlich empfindlich. Aber es genügt völlig, nur leicht mit den Fingerkuppen zu klopfen. Und es genügen auch zwanzig bis dreißig Sekunden.

Schließlich folgen noch **drei Punkte auf jedem Handrücken**. Der erste liegt **neben dem Grundgelenk des Zeigefingers**. Die beiden anderen befinden sich **oberhalb der Falte, die sich bildet, wenn man Daumen und Zeigefinger zusammenpreßt**. Bei allen drei Punkten auf der Hand genügt wieder ein leichtes Klopfen.

Ich habe Ihnen schon einige Male gesagt, daß die Akupressur den Arzt nicht ersetzen kann. Auch beim Stoffwechsel ist das so. Durch die Akupressur der beschriebenen Punkte kann man Stoffwechselleiden verhindern. Und wenn man bereits ein Stoffwechselleiden hat, kann man die Heilung beschleunigen. Aber ich muß immer wieder betonen: Nehmen Sie trotzdem die Hilfe eines Arztes in Anspruch.

Trigeminusneuralgie

Trigeminus ist ein Wort aus der lateinischen Sprache und bedeutet soviel wie Drilling. In der medizinischen Fachsprache wird als Trigeminus ein Nerv bezeichnet, der in der Schläfengegend aus dem Gehirn herauskommt und sich dann in drei Äste aufteilt. Ein Drillingsnerv also.

Der Trigeminus gehört zu den zwölf Hirnnerven, die sich in einer Hinsicht von allen anderen Nerven unterscheiden. Die anderen verlaufen vom Gehirn zunächst einmal ins Rückenmark und von dort zu den Organen, die sie zu versorgen haben. Die Hirnnerven dagegen kommen mit dem Rückenmark nicht in Berührung. Sie verlaufen vom Gehirn aus direkt dorthin, wo sie benötigt werden. Der Sehnerv gehört dazu, der Hörnerv, der Riechnerv – und eben der Trigeminus.

Der oberste seiner drei Äste läuft zu den Augen, der mittlere versorgt den Oberkiefer, und der untere den Unterkiefer. Ohne den Trigeminus, den es sowohl auf der rechten wie auch auf der linken Seite gibt, hätten wir überhaupt kein Gefühl im Gesicht. Und ohne den Trigeminus könnten wir nicht einmal kauen.

Durch Ursachen, die bis heute noch nicht restlos geklärt sind, kommt es bei vielen Menschen zu einer Reizung dieses Nervs. Man spricht dann von einer Trigeminusneuralgie. Plötzliche Schmerzen treten auf, meist nur in der einen Gesichtshälfte. Schmerzen, die sich bis zur Unerträglichkeit steigern können und einem die Tränen in die Augen treiben. Manchmal verschwinden sie schon nach wenigen Sekunden wieder. Oft genug aber quälen sie einen Menschen tagelang.

Wenn Sie an einer Trigeminusneuralgie leiden und zum Arzt gehen, wird er zunächst untersuchen, ob Sie einen Eiterherd an den Zähnen, eine Nebenhöhlenerkrankung oder ein Augenleiden haben. Denn möglicherweise sind diese Krankheiten die auslösende Ursache.

Aber wie gesagt: nur möglicherweise. In den meisten Fällen muß die Medizin passen, wenn es darum geht, die Ursachen festzustellen. Es ist nämlich nicht festzustellen, warum der Trigeminus gereizt ist.

Es bleibt dann der Medizin nur eines übrig: der Versuch, die Schmerzen wenigstens ein bißchen zu lindern. Mit Wärmeanwendungen wie heißen Auflagen, mit schmerzstillenden Tabletten, mit Spritzen – oder mit einer operativen Durchtrennung des Nervs.

Was eine solche Operation betrifft, kann ich allerdings nur dem Beispiel vieler Ärzte folgen und davor warnen. Man sollte sie nur dann durchführen lassen, wenn es beim besten Willen nicht mehr anders geht. Denn sie hat sehr oft eine höchst fatale Folge: Eine Gesichtshälfte wird gelähmt. Man kann sie nicht mehr bewegen, und man hat auch kein Gefühl mehr. Wenn dieses schreckliche Unglück erst einmal geschehen ist, läßt es sich nie mehr rückgängig machen.

Bei Trigeminusneuralgie lohnt sich auf jeden Fall der Versuch, die Schmerzen durch Akupressur zu beseitigen. Die chinesischen Erfahrungen, die in Statistiken festgehalten wurden, zeigen sogar ganz überraschende Erfolge. Ähnliche Erfolge gibt es auch durch die Akupunktur. Nur mit dem Unterschied, daß man für die Akupunktur einen guten Arzt oder Heilpraktiker benötigt, während man die Akupressur selber durchführen kann.

Auf eines muß ich Sie jedoch von Anfang an hinweisen. Es kann durch die Akupressur zu einer plötzlichen Erstverschlimmerung kommen. Die Schmerzen lassen nicht nach, sondern sie werden stärker. Im Grunde ist das ein gutes Zeichen, denn es beweist, daß sich im Organismus etwas tut, daß die Akupressur anschlägt. Man hat also eine Art Kontrolle.

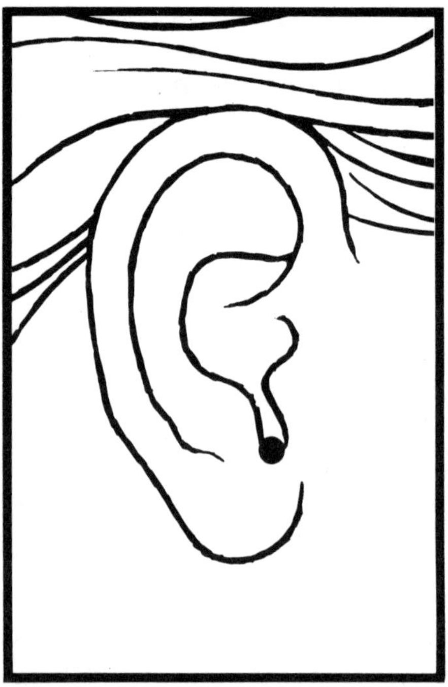

Trigeminusneuralgie tritt meist nur einseitig auf. Es schadet jedoch nichts, wenn die Ohrpunkte beidseitig akupressiert werden.

Aber diese Erstverschlimmerung darf höchstens einige Minuten andauern. Danach muß sich ein angenehmes Wärmegefühl einstellen, und die Schmerzen müssen nachlassen oder völlig verschwinden. Sollte sich diese Reaktion nicht einfinden, müssen Sie es mit anderen Hautpunkten versuchen.

Die Akupressur kennt nämlich bei Trigeminusneuralgie eine ganze Reihe von Punkten. Bei dem einen genügt es schon, einen Punkt am Ohr zu akupressieren. Beim anderen müssen nacheinander vielleicht zwei, drei oder mehr Punkte behandelt werden, ehe eine Besserung eintritt. Das muß jeder einzelne bei sich selber ausprobieren.

Der Punkt am Ohr ist leicht zu finden. Nehmen Sie **das Ohrläppchen der erkrankten Seite locker zwischen Daumen und Zeigefinger**. Direkt oberhalb des Ohrläppchens fühlen Sie mit dem Zeigefinger einen deutlich hervorspringenden harten Wulst. Auf ihn kommt es an. Pressen Sie ihn so fest wie möglich zwischen Daumen und Zeigefinger zusammen. Etwa fünfmal hintereinander.

Es reicht im allgemeinen aus, nur die erkrankte Seite zu behandeln. Andererseits schadet es nicht, auch auf der gesunden zu akupressieren. Viele chinesische Ärzte raten sogar dazu, weil es vorbeugend wirkt.

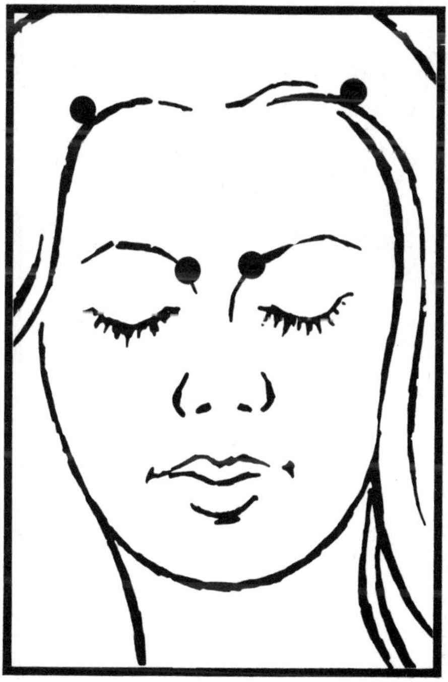

In China wird empfohlen, die Kopfpunkte gegen Trigeminusneuralgie auch vorbeugend zu behandeln.

Das gilt auch für den nächsten Punkt. Er liegt **auf dem Kopf** genau dort, wo man in älteren Jahren die sogenannten **Geheimratsecken** bekommt. Bei normalem Haarwuchs also etwas hinter dem Haaransatz. In China heißt dieser Punkt Tou Wei, was soviel bedeutet wie »Binde um den Kopf«. Aber bitte fragen Sie mich nicht, wieso dieser seltsame Name zustande gekommen ist. Es ist aussichtslos, den Ursprung von Bezeichnungen wie »Binde um den Kopf«, »Eingereihte Lücke« oder »Seitenteich der Sonne« erforschen zu wollen. Sie wurden aus uns unbekannten Gründen vor Tausenden von Jahren geprägt.

Nach den chinesischen Anleitungen sollte der Punkt Tou Wei bei Trigeminusneuralgie nur mit einem leichten Klopfen akupressiert werden. So lange, heißt es, bis der Schmerz nachläßt. Läßt er nach zwanzig bis dreißig Sekunden immer noch nicht nach, dann versuchen Sie es bitte mit dem nächsten Punkt.

Er liegt dort, **wo die Augenbrauen aufhören**. Nicht außen, sondern **innen**, also gleich **neben der Nase**. Zuan Shu heißt dieser Punkt, was wieder ein eigenartiger Name ist, denn das bedeutet »Sammlung von Bambusrohr«. Auch hier gilt die Regel: Leichtes Klopfen mit einer Fingerkuppe, zwanzig bis dreißig Sekunden.

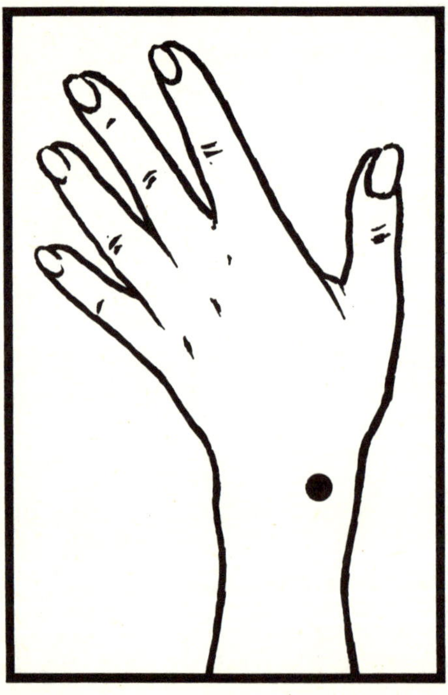

Gerade in hartnäckigen Fällen hat sich dieser Punkt auf dem Handrücken sehr bewährt.

In hartnäckigen Fällen hat sich auch ein Punkt bewährt, den Sie etwas **oberhalb des Handrückens** finden. Spreizen Sie doch bitte einmal Daumen und Zeigefinger beider Hände. Jetzt legen Sie Ihre Hände ineinander. Der Zeigefinger, der obenauf liegt, befindet sich mit seiner Kuppe dort, wo man seine Armbanduhr trägt. Bei völlig normaler Haltung ist das der richtige Punkt. Bitte mit dem Zeigefinger etwa fünfmal hintereinander fest zudrücken.

Lassen Sie mich aber noch einmal ausdrücklich darauf hinweisen, daß die Akupressur nicht helfen kann, wenn eine andere Erkrankung an der Trigeminusneuralgie schuld ist. Versäumen Sie auf keinen Fall den Besuch beim Arzt, wenn die Akupressur die Nervenschmerzen nicht beseitigt.

Verdauungs-beschwerden

Verzeihen Sie, wenn ich etwas drastisch werde. Aber erstens geht es uns alle an, und zweitens ist es lebenswichtig. Ich meine die Verdauung, von der wir wissen, daß es sie gibt – an die wir aber kaum denken, solange sie reibungslos verläuft.

Es ist doch so: Wir essen, wir trinken, und wir gehen zur Toilette, wenn wir das Bedürfnis haben. Alles, was zwischen Aufnahme der Nahrung und ihrer Ausscheidung geschieht, interessiert uns nur wenig. Es geschieht ja von selber. Wir brauchen dabei nicht zu denken, und wir brauchen nichts zu wollen. Denn die Verdauung ist unserem bewußten Willen nicht unterworfen.

Erst wenn die Verdauung durcheinander gerät, wenn es im Bauchraum drückt, und wenn es mit dem Stuhlgang nicht mehr stimmt, dann fangen wir mit dem Nachdenken an. Dann fragen wir uns:

Was geht da eigentlich in unserem Organismus vor sich?

Man kann den Verdauungsvorgang mit einem Feuer vergleichen. Um zu brennen, sind erst einmal zwei Dinge erforderlich. Erstens Brennstoff wie Öl, Holz oder Kohle, zweitens Sauerstoff. Denn ohne Sauerstoff erstickt jedes Feuer. Ohne Sauerstoff gäbe es auch in unserem Körper keine Verdauung.

Der Brennstoff, das ist für unsere Verdauung die Nahrung, die wir zu uns nehmen, also Essen und Trinken.

Der Sauerstoff – den bekommen wir beim Atmen. Er gelangt mit der eingeatmeten Luft in die beiden Lungenflügel und geht durch die hauchdünnen Lungenbläschen ins Blut über, von dem es dann durch den ganzen Körper transportiert wird.

Aber zu der Nahrung und dem Sauerstoff kommt bei der Verdauung noch einiges hinzu. Um wieder bei unserem Vergleich mit dem Feuer zu bleiben: es fehlt noch das Streichholz, das das Feuer in Gang bringt.

Beim Verdauungs-Streichholz handelt es sich nun um einen äußerst komplizierten chemischen Vorgang, der beim Essen und Trinken schon im Mund beginnt und erst im Dickdarm endet. Unzählige Drüsensekrete und sogenannte Zerlegstoffe (Fermente) sind daran beteiligt. Sie sorgen dafür, daß das »Feuer« brennt, daß unser Körper mit Energie versorgt wird, und daß wir am Leben bleiben.

Mit dem Kauen fängt es an. Die Nahrung wird zerkleinert und gleichzeitig mit den Sekreten der verschiedenen Mundspeicheldrüsen durchsetzt. Bevor der Speisebrei dann durch die Speiseröhre in den Magen gelangt, muß er an den Mandeln vorbei.

Der Mensch kann auf die Mandeln zwar notfalls ebenso verzichten wie auf den Blinddarm oder die Gallenblase. Solange sie jedoch in Ordnung sind, üben sie eine entgiftende Wirkung aus. Sie entziehen dem ganzen Verdauungsvorgang giftige Bakterien. Und weil sie dann manchmal mit Bakterien regelrecht vollgestopft sind, entzünden sie sich so leicht – besonders bei Kindern.

Durch den Magen, durch Dünndarm und Dickdarm gelangt die Nahrung dann schließlich zu den Ausscheidungsorganen. Überall wirken in einem sinnvollen Zusammenspiel Säfte auf die Nahrung ein. Säfte wie zum Beispiel auch die von der Leber produzierte Gallenflüssigkeit.

Auch zu diesem Vorgang wieder ein Vergleich.

Denken Sie einmal daran, wenn Sie Ihr Auto in eine automatische Waschanlage geben. Es wird – wie im Körper die Nahrung – auf ein Band geschoben und bewegt sich dann wie von selber weiter. Erst wird das Auto mit Wasser eingesprüht, dann mit einer Seifenlauge und zum Schluß mit einem Konservierungsmittel. Zwischendurch wird es von großen rotierenden Bürsten bearbeitet, und zum Schluß ist es sauber.

So ähnlich wird im Organismus die Nahrung bearbeitet. Kohlehydrate, Fett und Eiweiß, die drei wichtigsten Bestandteile der Nahrung, werden in eine Form verwandelt, in der der Körper sie verwerten kann. Kohlehydrate in erster Linie für die Tätigkeit der Muskeln. Fett für die Wärme. Und Eiweiß für die Bildung von neuem Gewebe. Wie brennendes Holz oder Öl sich in Wärme verwandelt, so verwandelt sich die Nahrung in Lebensenergie.

In dieser wahren Wunderwelt des Verdauungsgeschehens müssen Störungen sich verhängnisvoll auswirken. Die häufigsten sind Verstopfung und Durchfall, verbunden mit einem schlechten Allgemeinbefinden.

Aber sei es nun Verstopfung oder Durchfall – beides kann man an sich selber durch Akupressur behandeln. Über einen der wichtigsten Punkte haben wir im Zusammenhang mit Magenschmerzen bereits gesprochen. Er liegt **zwei Querfinger unterhalb des Brustbeins** auf der Körpermitte, und er wirkt vor allem dann, wenn die Verdauungsstörung durch eine Verkrampfung entstanden ist. Behandeln Sie diesen Punkt nicht zu häufig, denn von hier geht eine sehr starke Wirkung nach innen, was Sie bereits daran spüren, daß der Punkt druckempfindlich ist. In Abständen von zwei bis drei Stunden jeweils einmal kurz mit dem Mittelfinger drücken – das genügt.

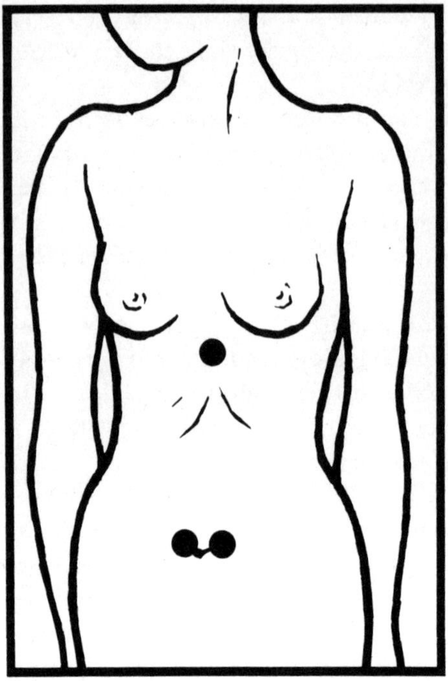

Verdauungsbeschwerden können von drei Punkten aus rasch beseitigt werden.

Die beiden nächsten Punkte befinden sich **links und rechts neben dem Bauchnabel**. Sie sind ein bißchen schwer zu finden, weil sie nicht so druckempfindlich sind. Man spürt also nicht, ob man sie getroffen hat. Am besten klopft man deshalb die ganze Umgebung ab. So, wie es auch die Chinesen in ihren Akupressur-Anleitungen empfehlen. Leichtes Klopfen mit den Fingerkuppen reicht aus – ebenfalls im Abstand von zwei bis drei Stunden.

Von den beiden nächsten Punkten geht, wie so oft in der Akupressur, eine Fernwirkung aus. Massieren Sie mit dem Daumen und in kreisenden Bewegungen **die Haut zwischen Daumen und Zeigefinger**. Diesen Punkt finden Sie wieder leichter, weil er auf kurzen und festen Druck mit einem leichten Schmerz reagiert.

Zu diesen beiden Punkten muß noch etwas Wichtiges gesagt werden. Denn sie zeigen etwas, was für unser westliches medizinisches Denken manchmal schwer zu begreifen, in China aber selbstverständlich ist.

Wir neigen in unserem Denken zu der Annahme, daß man von bestimmen Punkten aus nur bestimmte Erkrankungen behandeln kann. Aber das ist falsch. Über diese Punkte zwischen Daumen und Zeigefinger haben wir auch schon gesprochen. Allerdings in einem ganz anderen

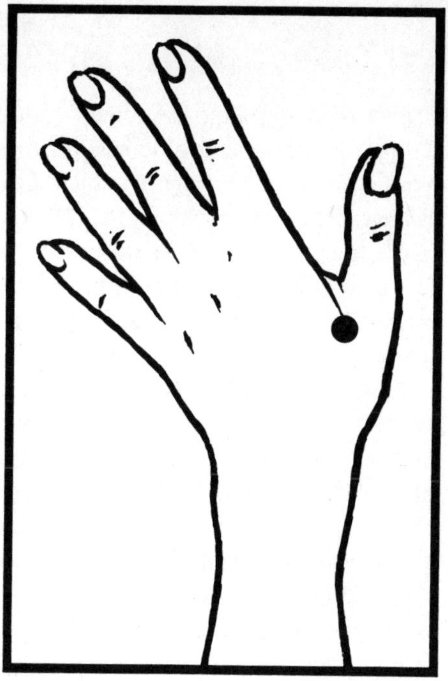

Wieder handelt es sich hier um einen Punkt, von dem eine Fernwirkung ausgeht.

Zusammenhang. Nämlich im Zusammenhang mit dem Schnupfen. Durch Akupressur der beiden Punkte kann man einen Schnupfen ebenso bekämpfen wie Verdauungsstörungen. Die Energiebahnen im Körper suchen sich von sich aus immer den richtigen Weg. Der Reiz, der durch die Akupressur ausgeübt wird, wird automatisch dorthin geleitet, wo die schwache Stelle ist und wo er gebraucht wird.

Wadenkrampf

Einen Wadenkrampf hat jeder von uns hin und wieder. Man steigt eine Treppe hinauf – und plötzlich verkrampft sich die rechte oder die linke Wade. Oder man liegt friedlich im Bett. Eigentlich ganz ruhig und entspannt. Doch auf einmal stellt sich ein Wadenkrampf ein. Besonders häufig kommt er beim Schwimmen, und dann ist er höchst unangenehm. Denn in solch einem Fall schmerzt es nicht nur. Es kommt die Angst hinzu. Die Angst, das Ufer oder den Rand des Schwimmbeckens nicht mehr zu erreichen. Die Angst, unterzugehen und hilflos zu ertrinken.

Was ein Wadenkrampf ist – das ist leicht erklärt. Die Muskeln in der Wade ziehen sich zusammen. Das hat zwei Dinge zur Folge. Erstens tut es höllisch weh. Zweitens kann man das Bein wegen des Schmerzes nicht mehr bewegen. Es knickt einfach weg. Man kippt um. Oder man kann nur noch mit einem Bein schwimmen, wenn es im Wasser passiert.

Fast immer tritt ein Wadenkrampf nur in dem einen Bein auf. Entweder links oder rechts. Es ist selten, daß beide Waden sich gleichzeitig verkrampfen. Manchmal dauert es nur wenige Sekunden, bis die Muskeln sich wieder lockern. Manchmal hält der Krampf jedoch Minuten oder sogar Stunden an. Und wenn er endlich aufhört, bleibt ein dumpfes Druckgefühl zurück, das noch tagelang höchst unangenehm empfunden wird.

Es gibt mehr als ein halbes Dutzend Ursachen, die zu einem Wadenkrampf führen können. Die häufigste ist wohl die Überanstrengung der Muskeln. Beim Treppensteigen ebenso wie beim Schwimmen oder bei einem Spaziergang.

Dann gibt es den Wadenkrampf, weil sich zuviel Milchsäure in den Muskeln angesammelt hat. Diese Milchsäure entsteht, wenn man einen Muskelkater hat. Also nicht während einer Überanstrengung, sondern einige Stunden später oder vielleicht sogar erst am nächsten Tag.

Beim Schwimmen entsteht der Wadenkrampf, weil der Körper durch das Wasser abgekühlt wird. Doch auch bei anderen Abkühlungen kann es dazu kommen.

Weitere Ursachen sind: Ischias, Krampfadern, Arteriosklerose und bestimmte Infektionskrankheiten. Bei Ischias ist der Nerv erkrankt, der die Beine versorgt. Bei Krampfadern wird das Blut von den Venen in den Beinen nicht mehr restlos zum Herzen zurücktransportiert. Es staut sich vielmehr in den Beinen. Bei Arteriosklerose sind die Arterien verengt. An den Innenwänden dieser Blutadern haben sich kalkartige Ablagerungen gebildet. Das Blut kann nicht mehr leicht und ungehindert fließen, sondern muß regelrecht hindurchgepreßt werden. Zu den Infektionskrankheiten, die einen Wadenkrampf verursachen, gehört vor allem die sogenannte Weil'sche Krankheit. Sie wurde Ende des vorigen Jahrhunderts von dem Heidelberger Arzt Dr. Adolf Weil entdeckt. Es handelt sich dabei um eine Gelbsucht mit hohem Fieber, Schwellungen der Leber und der Milz, Hautausschlägen und Blutungen. Spirochätengelbsucht – so heißt sie mit ihrem wissenschaftlichen Namen.

Es kann also sehr vieles an einem Wadenkrampf schuld sein. Wenn eine ernsthafte Krankheit dahintersteckt, muß diese Krankheit natürlich von einem Arzt behandelt werden. Sobald sie geheilt ist, verschwindet der Wadenkrampf von selber. Die Ursache ist ja denn beseitigt.

Bei einem akuten Wadenkrampf dagegen braucht man nicht sofort zum Arzt zu laufen. Man braucht auch nicht den Notarzt zu rufen, wenn der Wadenkrampf mitten in der Nacht auftritt oder am Wochenende. Mit der Akupressur kann man sich nämlich selber sehr rasch von einem Wadenkrampf befreien.

Obwohl Wadenkrämpfe fast nur in einem Bein vorkommen, müssen immer beide Körperhälften behandelt werden. In China hat man damit

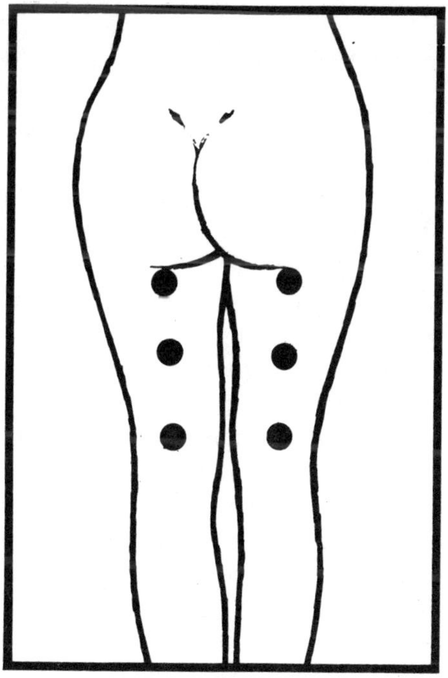

Bei Wadenkrämpfen muß in einer geraden Linie vom untern Gesäßrand bis in die Kniekehlen akupressiert werden.

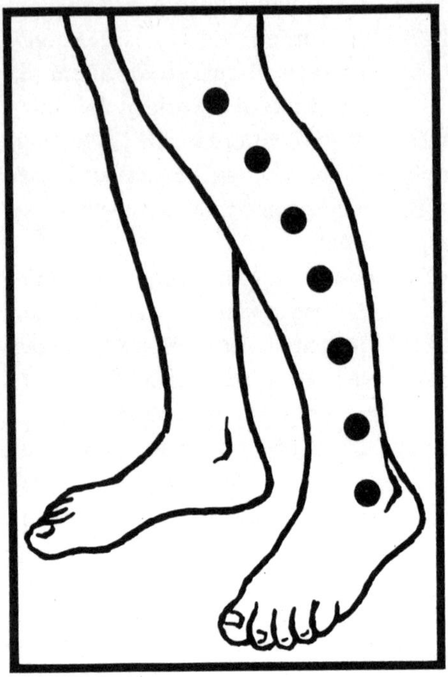

Zuerst werden die Oberschenkel akupressiert. Danach folgen diese Punkte am Unterschenkel.

bessere Erfolge erreicht als mit der einseitigen Akupressur der erkrankten Seite.

Die ersten Punkte liegen **seitlich am oberen Ende der Oberschenkel**. Man findet sie etwa dort, wo ein Bikini, eine Badehose oder auch eine Unterhose normalerweise aufhört. Da gibt es einen Knochen, der ein wenig vorspringt. Suchen Sie seine vorderste Spitze mit den Zeige- und den Mittelfingern und drücken Sie drei- bis fünfmal kräftig zu. Sie werden schnell merken, daß diese Punkte zwar nicht schmerzempfindlich, aber immerhin druckempfindlich sind. Wenn Sie kräftig genug akupressieren, spüren Sie den Druck an diesen Stellen noch etwa fünf Minuten später. Ein Beweis dafür, daß Sie die richtigen Punkte genau getroffen haben.

Als nächstes kommen einige Punkte auf der **Rückseite der Oberschenkel**. Es kommt praktisch darauf an, eine gerade Linie zu akupressieren. Eine Linie, die am unteren Gesäßrand beginnt und mitten in den Kniekehlen endet. Man akupressiert am besten einmal von oben nach unten, dann von unten nach oben, und schließlich noch einmal von oben nach unten.

Wie auch bei den ersten Punkten, so kann man auch diese Punkte mit beiden Händen gleichzeitig akupressieren. Am leichtesten geht es, wenn

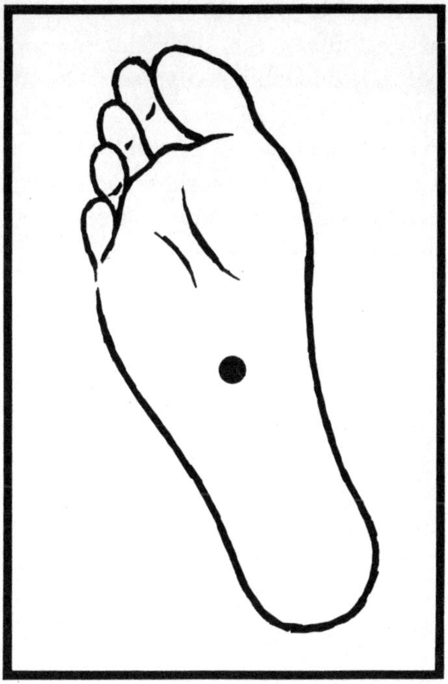

Der Punkt mitten auf der Fußsohle wird so kräftig wie möglich akupressiert. Wenn man ihn nicht selber erreicht, kann man sich helfen lassen.

man steht. Nur muß darauf geachtet werden, daß man in einer möglichst lockeren Haltung steht. Die Muskeln dürfen nur so wenig wie möglich angespannt sein. Und der Druck sollte nicht ganz so stark sein wie bei den ersten Punkten in der Hüftgegend.

Nach den Oberschenkeln werden die **Unterschenkel** behandelt. Aber diesmal nicht die Rückseite, sondern die **Außenseite**. Neben den Kniegelenken fängt man an und akupressiert von dort aus nach unten bis zu den äußeren Knöcheln. Wer gelenkig genug ist, kann auch diese Akupressur im Stehen durchführen. Man muß sich allerdings sehr tief dabei bücken. Bequemer ist es für die meisten Menschen, entweder im Sitzen zu akupressieren – oder auf dem Rücken liegend die Beine anzuwinkeln.

Schließlich gibt es noch zwei letzte Punkte. Sie befinden sich **genau in der Mitte der Fußsohlen**. Während bei den Oberschenkel-, aber auch bei den Unterschenkelpunkten nur ein mittelstarker Druck erforderlich ist, sollten die Punkte auf den Fußsohlen wieder so kräftig wie möglich akupressiert werden. Meistens spürt man dabei einen scharfen und stechenden Schmerz. Aber auch das ist nur ein Beweis dafür, daß der richtige Punkt getroffen ist. Und der Schmerz läßt sofort wieder nach, sobald man mit dem Druck aufhört.

Wadenkrampf

Wenn Sie von sich selber wissen, daß Sie die Wadenkrämpfe häufiger haben, sollten Sie sie nicht nur im akuten Anfall durch Akupressur behandeln. Denn Akupressur beseitigt nicht nur den Anfall. Sie wirkt auch vorbeugend.

Behandeln Sie alle geschilderten Punkte zwei- oder dreimal an jedem Tag. Am besten morgens, mittags und abends vor dem Einschlafen. Erfahrungen aus China beweisen, daß man sich damit vor möglichen Wadenkrämpfen schützen kann. Und zwar mit absoluter Sicherheit.

Zahnschmerzen

Stellen Sie sich einmal folgende Situation vor: Ein Mann geht zum Zahnarzt. Er sitzt eine Weile im Wartezimmer. Dann sagt die Sprechstundenhilfe: »Der Nächste bitte« – und er ist an der Reihe. Er geht ins Behandlungszimmer, wird vom Zahnarzt begrüßt und setzt sich auf den Behandlungsstuhl, vor dem die meisten von uns Angst haben, weil sie wissen, daß es gleich weh tun wird.

Der Mann legt seine Arme bequem auf die Lehnen des Stuhls. Und als sich der Zahnarzt mit dem Bohrer nähert, fängt er an, mit den Nägeln seiner Daumen gegen seine Zeigefinger zu drücken.

Der Zahnarzt bemerkt es und lächelt. Er kennt das ja aus seiner täglichen Praxis. Die einen sitzen aus Angst vor den eventuellen Schmerzen völlig verkrampft und stocksteif im Stuhl. Anderen bricht der Schweiß aus, oder sie klammern sich verzeifelt an den Armlehnen fest. Manchen muß die Sprechstundenhilfe sogar den Kopf festhalten, damit sie keine ungeschickten Bewegungen machen. Und dieser – so denkt der Zahnarzt – preßt seine Daumen gegen die Zeigefinger.

»Sie brauchen nicht nervös zu sein, und es wird auch nicht besonders schmerzen«, sagt der Zahnarzt beruhigend. Dabei wirft er einen Blick auf die Hände seines Patienten.

Der Patient bemerkt den Blick, und dann ist er es, der lächelt.

»Ich bin nicht nervös, und ich habe auch keine Angst vor den Schmerzen«, sagt er. »Was ich mit Daumen und Zeigefinger mache, das ist Akupressur.«

Von der chinesischen Akupunktur hat der Zahnarzt sicherlich zumindest schon gehört. Von einer Akupressur aber hat er vielleicht überhaupt keine Ahnung. Er weiß noch nicht, daß jeder die Akupressur erlernen und sich dann durch die Massage bestimmter Hautpunkte schmerzfrei halten kann.

Bei Zahnschmerzen liegen diese Punkte **auf den Zeigefingern neben den Fingernägeln**. Man findet sie ziemlich leicht. Man braucht nur mit den Daumennägeln dort gegen die Zeigefinger zu drücken, wo die Nägel der Zeigefinger aus der Haut herauswachsen. Etwa zwei Millimeter neben dem Nagelbett gibt es einen Punkt, der beim Draufdrücken schmerzhaft ist. Das ist der richtige Punkt. Akupunkteure, die mit Nadeln aus Gold, Silber oder Edelstahl behandeln, kennen ihn als den Punkt Nummer eins auf dem Dickdarm-Meridian.

Es ist etwas ganz Seltsames mit der Akupressur. Man sucht nach diesen

Zahnschmerzen

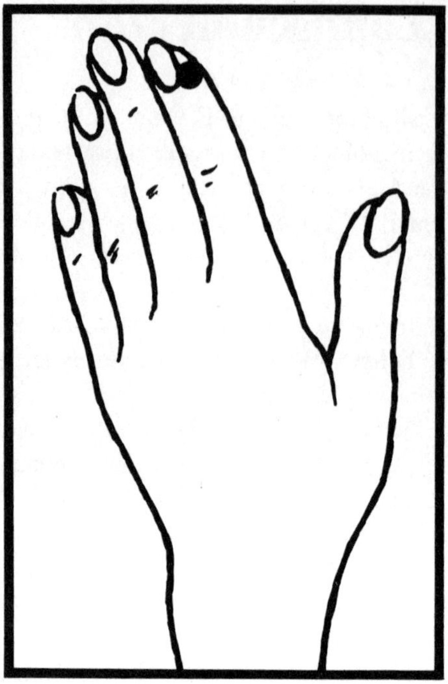

Ein Geheimtip, der nicht nur in der Akupressur, sondern auch in der Akupunktur bekannt ist: der Punkt direkt neben dem Nagel des Zeigefingers.

Punkten, die schmerzhaft reagieren. Nach einigen Versuchen und nach einigem Herumtasten hat man sie gefunden. Man spürt beim Drücken, Pressen und Massieren den Schmerz. Aber man spürt ihn nur an Ort und Stelle. Nehmen wir die Punkte, die bei Zahnschmerzen helfen. Wenn man diese Punkte auf den Zeigefingern mit den Daumennägeln »bearbeitet«, spürt man es in den Zeigefingern – nicht aber im Mund an den Zähnen. Jeder, der ein bißchen nachdenkt, fragt sich: Was für eine Art von Verbindung besteht hier eigentlich?

Die Frage ist berechtigt, aber wissenschaftlich noch nicht geklärt. Ein einfaches Beispiel aber macht sofort klar, was hier vor sich geht.

Es gibt in Afrika, auf einsamen Inseln im Indischen Ozean und im Urwald von Südamerika immer noch Volksstämme, die von der Elektrizität noch nie etwas gehört haben. Sie haben kein elektrisches Licht, und sie kennen es auch nicht. Sie beleuchten ihre Hütten mit Kerzen oder Petroleumlampen, wenn es dunkel wird. Und wenn sie das Licht löschen wollen, dann blasen sie es einfach aus.

Nun bringen Sie so einen Menschen einmal mit dem Flugzeug in ein zivilisiertes Land, und zeigen Sie ihm eine Steh- oder Tischlampe, die Sie vorher angeschaltet haben. Sagen Sie ihm, er soll das Licht ausmachen.

Er wird sich zum Lampenschirm oder zur Glühbirne beugen und wird pusten. Genauso, wie er es gewöhnt ist. Nach dem Motto: Licht wird dort ausgeblasen, wo es brennt, wo es hell ist.

Dann gehen Sie zum Lichtschalter, der einige Meter entfernt ist. Sie schalten das Licht aus, und auf einmal verlöscht die Lampe. Für uns ist das eine Selbstverständlichkeit. Aber für jemanden, der die Elektrizität nicht kennt, ist es ein Wunder.

Ähnlich muß man sich die Vorgänge und Reaktionen bei der Akupressur vorstellen. Wie es in unseren Häusern und Wohnungen unsichtbare elektrische Leitungen gibt, so gibt es in unserem Körper die Leitungen des vegetativen Nervensystems. Allerdings sind diese Nervenleitungen sehr viel komplizierter und vielfältiger als die Leitungen einer Stromversorgung in der Wohnung.

Es gibt noch einen weiteren wesentlichen Unterschied. Das Licht ausknipsen – das kann jedes Kind. Dazu muß man nicht erst eine bestimmte Technik erlernen. In der Akupressur jedoch muß man nicht nur wissen, wo der »Schalter« liegt, auf den man drücken muß, um Schmerzen in einem ganz anderen Körperteil auszuschalten. Man muß außerdem wissen, wie man diesen Schalter bedient.

Bei Zahnschmerzen hilft die Methode mit den Fingernägeln am besten. Und zwar nicht nur dann, wenn man beim Zahnarzt im Behandlungsstuhl sitzt. Es hilft auch dann, wenn man zu Hause von plötzlichen Zahnschmerzen befallen wird.

AKUPRESSUR TAFEL

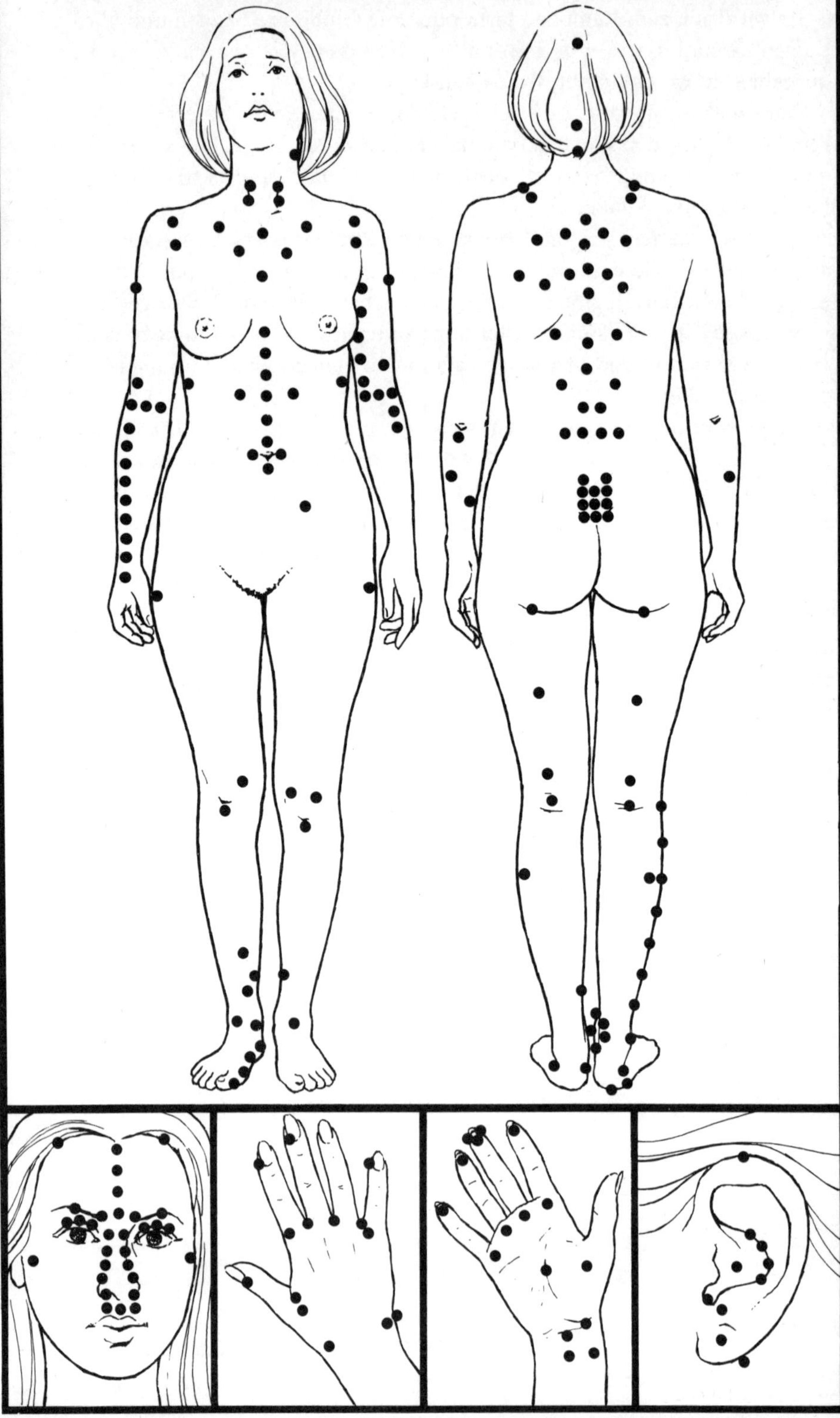

Ehrenwirth Beratungsbücher

Dr. med. Bernard A. Bäker
Migräne und Kopfschmerzen sind heilbar

120 Seiten, Paperback. DM 14,80

Dr. med. Bäker verfügt über eine mehr als 25jährige Erfahrung in der Kopfschmerzbehandlung. Infolge neuester Forschungsergebnisse kann man heute die Ursachen dieser Leiden besser bekämpfen als früher; der Patient kann wieder Hoffnung schöpfen.

Reinhard von Normann
Medikamente in unserer Hand

Rezeptfreie Arzneimittel.
300 Seiten, Paperback. DM 26,–

Das Angebot rezeptfreier Arzneimittel ist für den Laien nicht mehr überschaubar. Das Buch bietet eine Zuordnung von ca. 5000 Präparaten zu den jeweiligen Krankheitsgruppen, gibt Auskunft über ihre Zusammensetzung, Wirkweise und Nebenwirkungen und zeigt in tabellarischen Übersichten die wichtigsten pflanzlichen und chemischen Wirkstoffe, ihre Heilanzeige und ihre Störwirkung.

Hiltrud Lodes
Atme richtig

Der Schlüssel zu Gesundheit und Ausgeglichenheit.
140 Seiten, zahlreiche Abb. Paperback.
DM 16,80

»Erst einmal richtig Luft holen!« – keine dumme Redensart, sondern ein Grundrezept für das Wohlbefinden. Wie man es konsequent befolgt, lehrt dieses Buch. Mit vielen illustrierten Beispielen.

Dr. med. Bernard A. Bäker
Die verrückte Bandscheibe

Wirbelsäulenerkrankungen und ihre Behandlung.

128 S. m. Abb., Paperback. DM 14,80

Nach dem 30. Lebensjahr weist fast jede Wirbelsäule degenerative Veränderungen auf. Die vielfältigen Bandscheibenerkrankungen können durch Zusammenarbeit von Arzt und Patient weitgehend beherrscht werden.

Mariann Kjellrup
Mit dem Körper leben

128 S. mit ca. 100 Zeichn., Paperback.
DM 14,80

Spannungsausgleich durch Eutonie.
Der Mensch des westlichen Kulturkreises hat es verlernt, im Einklang mit seinem Körper zu leben. Der Körper antwortet darauf häufig mit Blockade und Verspannungen, die sich im Lauf der Jahre zu funktionellen und organischen Störungen und seelischen Fehlhaltungen fixieren. Das Buch zeigt anhand zahlreicher Übungsabläufe, worauf es bei dieser Methode ankommt.

Dr. med. Norbert Kaiser / Manfred Knörig
Erste Hilfe bei Unfällen und plötzlichen Erkrankungen

Neuausgabe, 2. erweiterte Auflage.
176 Seiten, zahlreiche Abb. Paperback.
DM 16,80

Ein übersichtliches, reich bebildertes Handbuch, fachkundig, für jedermann verständlich. Ein Buch, das in jede Privatapotheke gehört, zu Hause, im Auto, auf der Reise, im Betrieb.
Ein umfangreicher Anhang enthält das gesamte Adressen- und Rufnummernmaterial der Notdienste, Flugrettungsdienste, Spezialkliniken etc. im In- und Ausland.

Preisänderungen vorbehalten

Ehrenwirth Verlag München